一招伸展神恢復

做對伸展才能消除疼痛，同時瘦身、消水腫、改善鬆弛

CONTENTS

自序

早在多年前已有編寫這本書的構想，行醫近二十年，看到無數頸椎壓迫、腰椎壓迫的病人，這些病人終日因疼痛所苦，無論止痛藥、復健、針灸、推拿、整脊等等治療，都只能緩解疼痛，無法完全根治，甚至因為脊椎壓迫進一步造成心臟疾病、呼吸困難、消化不良、大小便失調。因此我整日苦思如何讓病人斷絕疼痛。

算是老天爺眷顧，大約在十幾年前，因為小時候運動受傷，加上長期彎腰幫病人針灸，腰椎壓迫造成的坐骨神經痛嚴重復發，真是舉步維艱，苦不堪言，只能安慰自己，如古人所說：天將降大任於斯人也。由於每天還是要繼續看診，幫病人解決病痛，不得不也嘗試吃止痛藥，並且請我的學生中醫師幫我針灸，加上復健牽引都會緩解，卻反反覆覆。

腦中不斷思考，復健牽引既然可以止痛，為何不主動訓練我的腰部肌肉，讓腰部肌肉韌帶強化、脊椎神經孔變大？突然閃過一個念頭，「八段錦」的第一式：雙手托天理三焦。從此我每天練習三十分鐘到六十分鐘，至今已經超過十五年，我的坐骨神經痛未再復發。期間，參照中西醫理論改良成書中三種適合現代人的方法，非常簡單好用。

近幾年看病期間，巧遇一位九十幾歲的長者，教導他做伸展運動時才發現，原來他也做伸展運動已經二十多年，而且遊歷六十多個國家，到處教人做伸展運動，至今仍身體健康，步履輕盈如同年輕人，經長者同意，將其照片收錄在本書，並為見證。

二〇一五年，一位七十歲的男病人由太太陪同到診間看診，並向我訴説已看過全台心臟科的中西

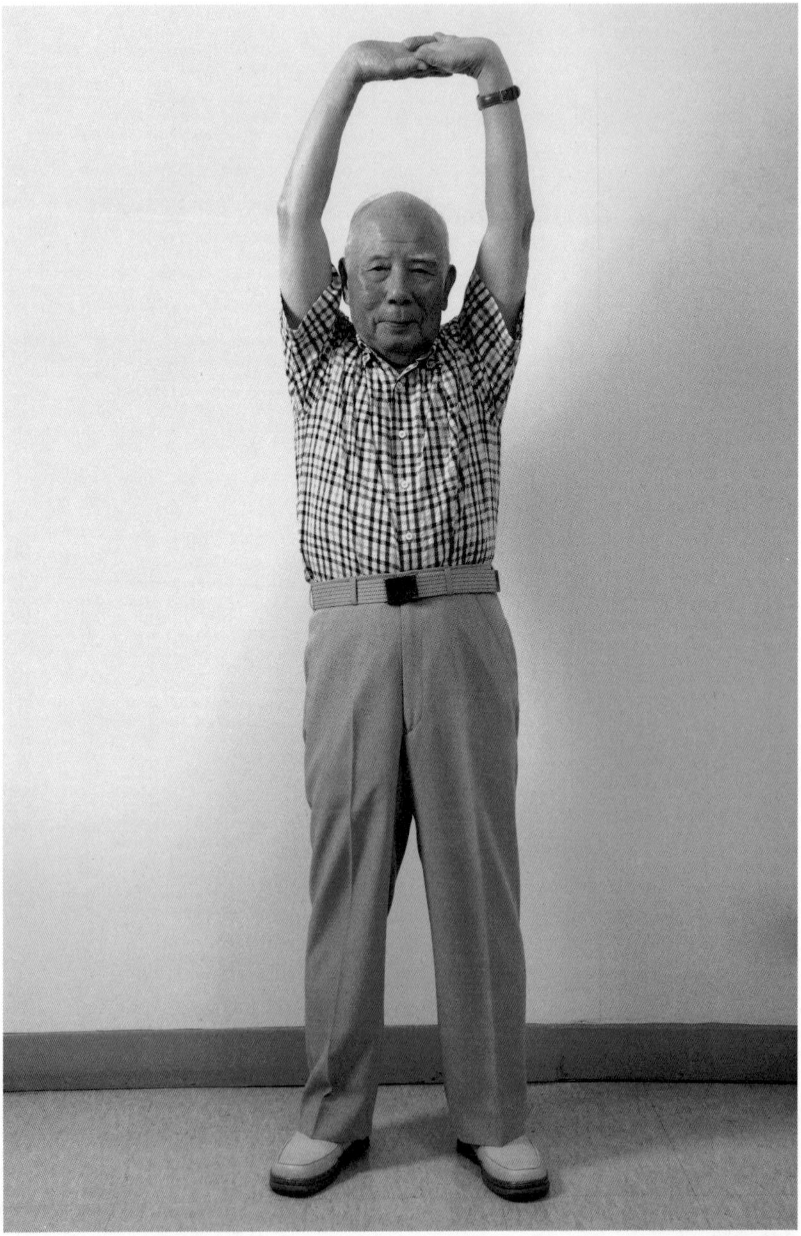

九十歲長者，做伸展運動二十多年，耳聰目明、身體健康、步履輕盈，已遊歷六十多個國家。

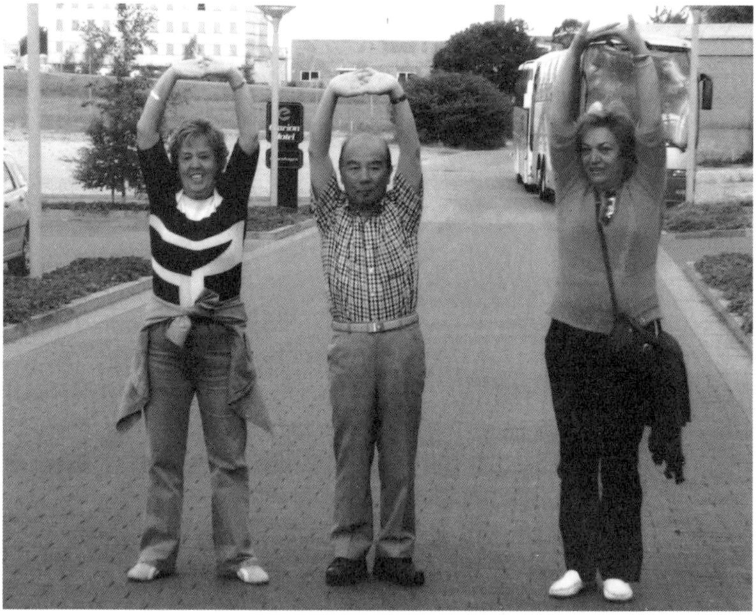

長者到全世界各地教伸展運動。

醫權威，病情卻不見改善。他說話時上氣不接下氣，氣喘吁吁，住家僅離診所兩百公尺，怕走不到診所，竟是坐計程車來。他說終日不敢出門，哀嘆可能再也無法去美國看孫子。當時病人脈象沉弱，駝背嚴重，耳穴脊椎處暗沉，懷疑胸椎受到壓迫。因此同時給予處方中藥與針灸，並囑咐每天伸展至少三十分鐘。看診兩次後，症狀已明顯改善，經過半年，病人已痊癒，可游泳五百公尺，在台北搭乘公車、捷運到處走，並跟我分享各地美食。

因此，我認為應該盡快將此書跟所有讀者分享。只要每天持之以恆，相信必定可以幫助無數的病人遠離疼痛，並讓健康的人更健康，而且越年輕做效果越好，可永保青春。如果因此降低社會醫療成本，實在是我最大的願望。

INTRODUCTION

前言

現代人有許多毛病，例如姿勢不良導致脊椎側彎，或是愛翹二郎腿，使得骨盆不平衡、臀部肌肉緊繃、腫脹，進而壓迫到神經，造成坐骨神經痛。另外，駝背也是現代人常見的壞習慣之一，駝背與脊椎的關係更是密不可分。長期駝背除了體態不美觀，甚至會造成胸悶、運動時走沒兩步就喘、腰酸背痛等等。

人體脊椎骨當中有一個構造稱為椎間孔，許多神經和血管會穿過這些椎間孔，分布到人體的各個部位。當我們的脊椎歪斜時，往往會壓迫到這些神經，於是由這些神經所支配的身體部位便會出現不舒服的症狀。

脊椎能不能乖乖地待在正確的位置上，依靠的便是周圍用來固定、支撐它的肌肉與韌帶。做伸展運動

椎間孔示意圖

許多神經和血管會穿過這些椎間孔，
當脊椎歪斜時會壓迫到這些神經。

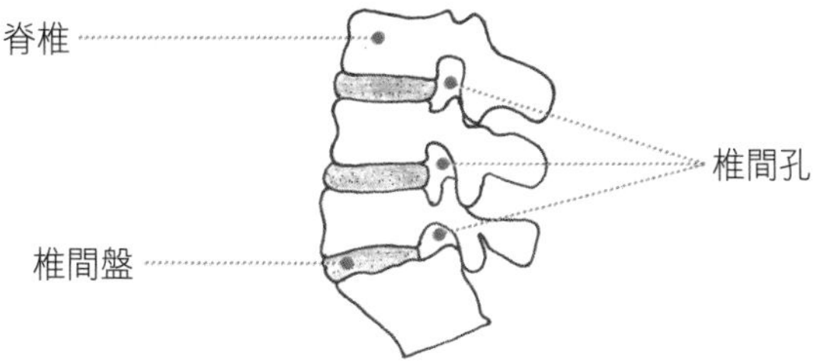

時，脊椎兩旁的豎脊肌會用力並且拉緊，長期訓練下來可以使脊椎兩旁的肌肉及韌帶變得更強壯，足以支撐我們的脊椎骨。

常常有人抱怨身體的「老毛病」總是在看完醫生一段時間之後又復發，好像永遠都不能根治，其實是因為我們的身體有記憶性，會讓我們自然而然恢復成平常習慣的姿勢與樣子（比方說駝背，或是翹腳導致的身體歪斜等等），即使看再多次醫生，壞習慣卻永遠都改不掉，老毛病當然也永遠都無法根除。伸展運動就是藉由改變以及矯正我們身體的習慣動作，讓脊椎骨回到正確位置，這樣一來很多「老毛病」就能得到良好的療效！而且不管幾歲做都來得及。

伸展操做對了，這一招就足夠！而且不管幾歲做都來得及。

這一招伸展運動，可以強化肌肉、韌帶、血液和淋巴循環。脊椎健康，椎間孔通暢，神經和血管可以完全供應到所有細胞組織和五臟六腑，如同打通任督二脈，頸椎、胸椎、腰椎、薦椎都健康了，身體必然健康無病。

頸椎健康了

眩暈頭脹不再來，
耳聰目明精神好，
肩頸痠痛全消失，
手臂麻痛說再見，
膏肓痛不藥而癒。

胸椎健康了

胸悶、心悸全不見，
呼吸不暢、氣喘都好了，
背部麻痛不復發，消化不良都不見，
腎臟功能恢復快，疲倦無力全都消。

腰椎健康了

臀部痠痛消失了，大腿麻痛全改善，
頻尿、少尿不再吃藥，
便秘、腹瀉不再困擾，
婦科、男科疾病必減少。

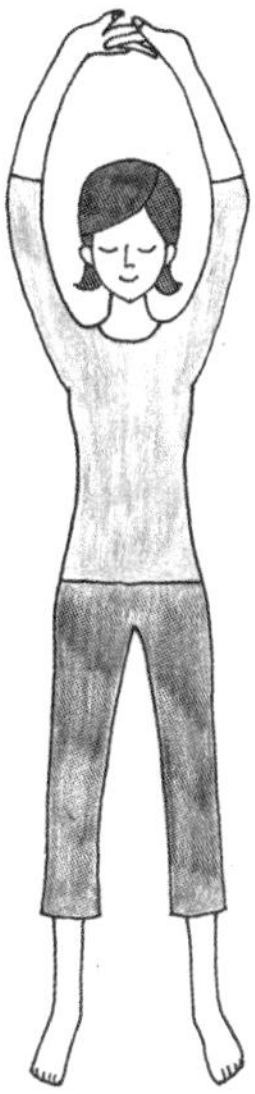

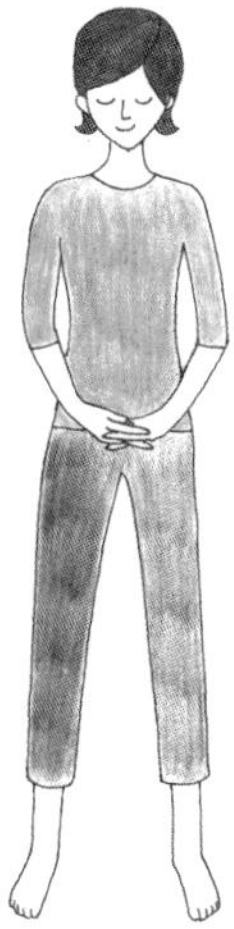

薦椎健康了

結腸功能一定好，膀胱功能維持好，
骨盆血液供應足，子宮卵巢功能好，
男性功能呱呱叫。

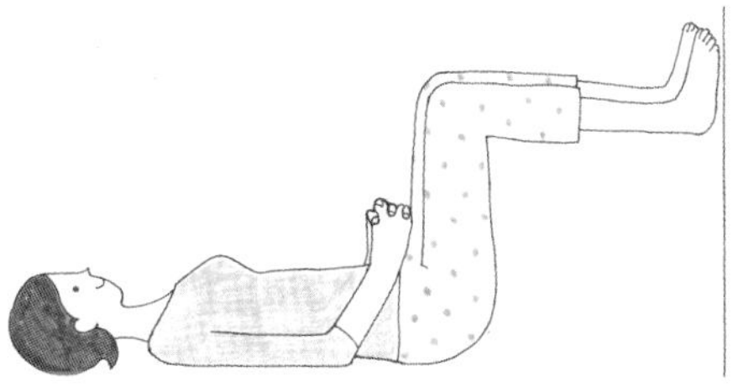

EXERCISES 01

站立伸展操
的正確做法和功能

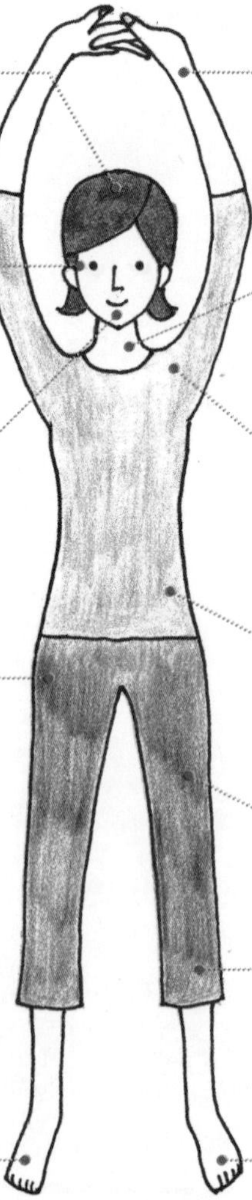

做法

頸椎、胸椎、腰椎、薦椎稍用力，想像有繩子用力往頭頂上拉。

做法

眼睛平視。

做法

收下巴，舌頂上顎、正常呼吸，肩痛與年長者須漸進式伸展，以免拉傷。

做法

夾臀提肛。

做法

- 踮腳尖。
- 年長者和腳踝受傷者可以不用踮腳尖。
- 可微靠牆，避免跌倒。
- 習慣以後可以配合伸展走路。

功能

強化手心、手臂按摩。

功能

強化頸部肌肉韌帶、血液、淋巴循環。

功能

強化肩膀肌肉韌帶、血液、淋巴循環，預防五十肩、乳房疾病。

功能

強化腰部肌肉韌帶、血液、淋巴循環。

功能

強化骨盆腔韌帶、血液、淋巴循環。

功能

強化腿部肌肉循環。

功能

強化腳踝、腳底、腳背按摩。

EXERCISES 02 平躺伸展操 的正確做法和功能

做法
雙腳併攏、
腳尖下壓。

做法
可在腳踝上緣、膝
蓋上緣綁上束帶。

做法
收下巴、舌頂上
顎，正常呼吸，
雙眼平視，頸、
胸、腰用力往頭
頂伸展。

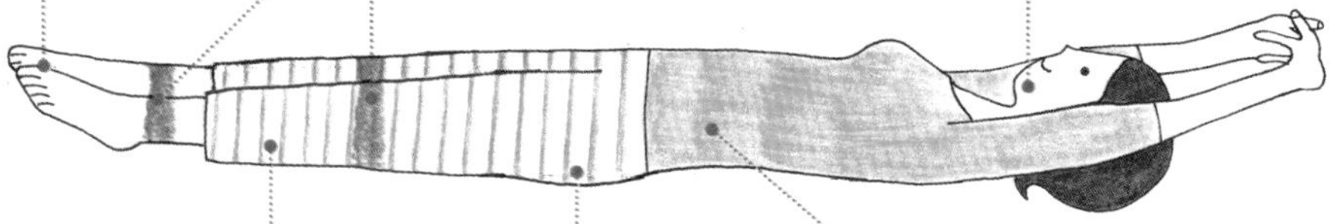

功能
瘦小腿。

功能
瘦臀、調整
骨盆腔復位。

功能
瘦腰、瘦小腹。

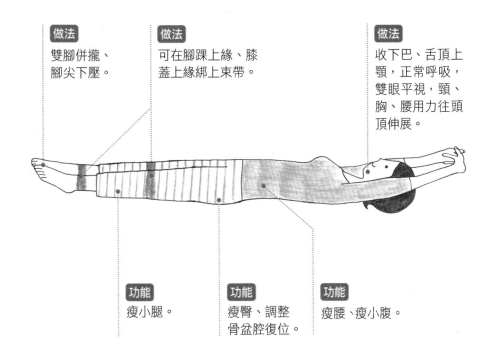

EXERCISES 03 平躺屈膝靠牆伸展操

的正確做法和功能

做法

平躺、屈膝、抵牆，雙腳與肩同寬，腳跟配合小腿上下移動。

做法

腳跟配合小腿上下移動，小腿稍微用力。

做法

收下巴，舌頂上顎、正常呼吸，頸、胸、腰用力往頭頂伸展。

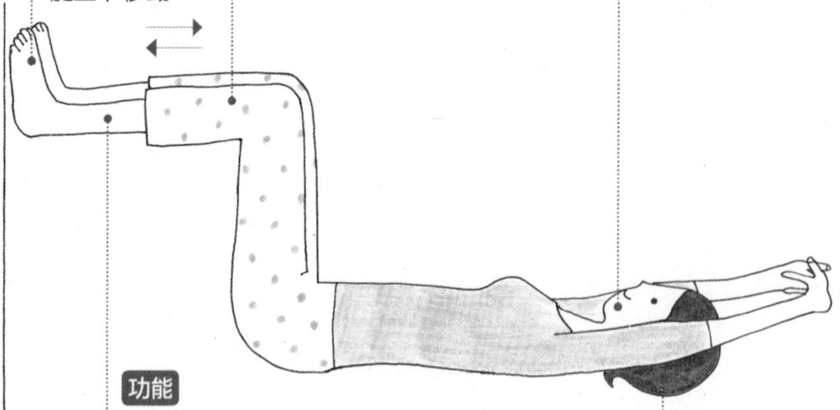

功能

消水腫、治療靜脈曲張。

功能

安眠。

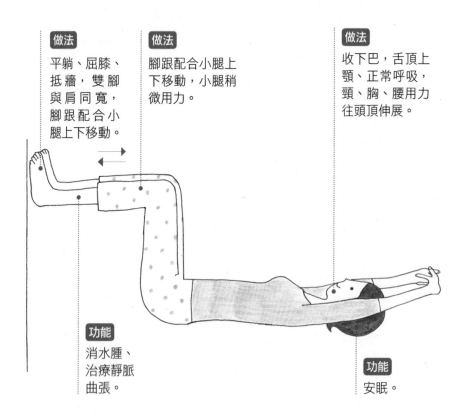

第1章

脊椎的介紹

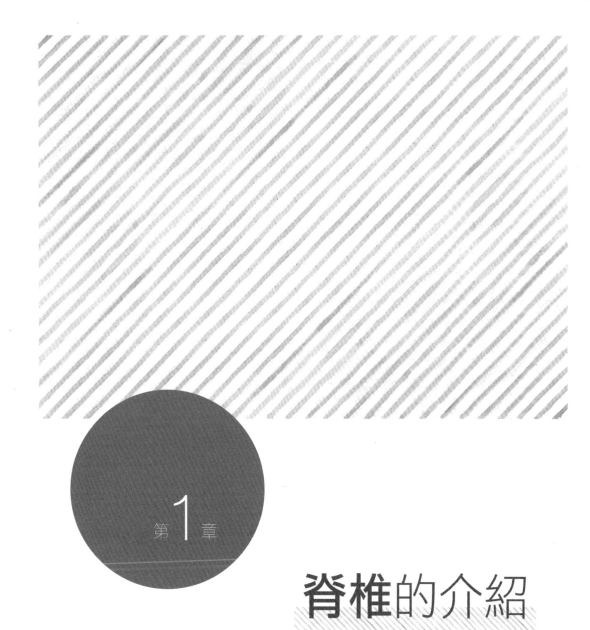

在詳細介紹脊椎的特點之前，首先簡單認識一下脊椎的構造。

人體的脊椎可分成「頸椎、胸椎、腰椎、薦椎、尾椎」這五個部份，而在脊椎當中的脊髓是連結腦部與周圍神經系統的重要通道，人體的三十一對脊神經都是從脊髓發出，接著再穿出前面提過的椎間孔，若脊椎骨不在正確的位置上，就有可能產生痠、麻等神經壓迫的症狀。

另外，在脊椎前方和後方各有一條韌帶，分別叫做「前縱韌帶」和「後縱韌帶」，可以強化椎骨間的連結。

那麼大家常聽到的「椎間盤」又是什麼呢？簡單來說，椎間盤就像是脊椎骨中間的「避震器」，是由「纖維環」包裹住「髓核」所構成。其中纖維環的主要成分是膠原纖維和彈性纖維，髓核的主要成分則是具黏性的多醣類和水分，這些成分皆使得椎間盤具有彈性，可以緩衝椎體與椎體間擠壓造成的壓力。但是椎間盤的厚度並不是平均的，它的前側比較厚，而且還有較強韌的前縱韌帶作支撐；後側比較薄，且後側的後縱韌帶則較窄、較薄，因此椎間盤最脆弱的區塊是在後側，常聽到的「椎間盤突出」也比較容易向後方突出，進而壓迫到神經。

脊椎與神經分布

脊椎健康，神經和血管可充分供應。

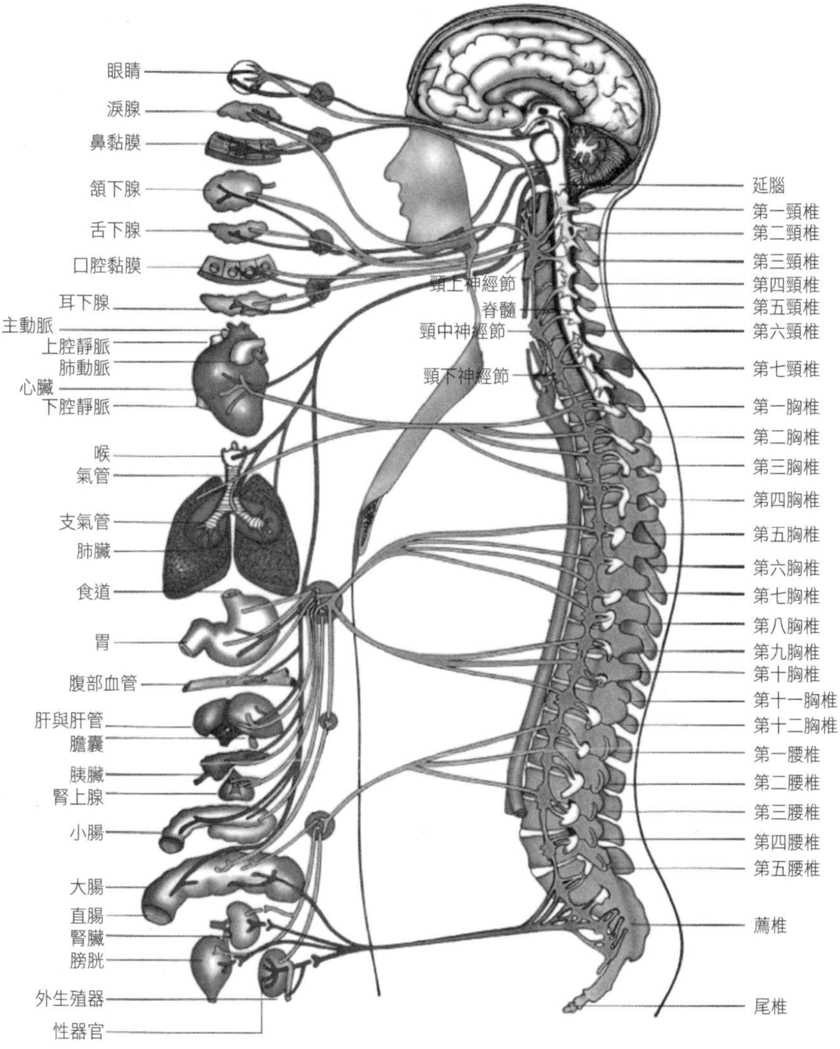
眼睛
淚腺
鼻黏膜
頜下腺
舌下腺
口腔黏膜
耳下腺
主動脈
上腔靜脈
肺動脈
心臟
下腔靜脈
喉
氣管
支氣管
肺臟
食道
胃
腹部血管
肝與肝管
膽囊
胰臟
腎上腺
小腸
大腸
直腸
腎臟
膀胱
外生殖器
性器官
頸上神經節
脊髓
頸中神經節
頸下神經節
延腦
第一頸椎
第二頸椎
第三頸椎
第四頸椎
第五頸椎
第六頸椎
第七頸椎
第一胸椎
第二胸椎
第三胸椎
第四胸椎
第五胸椎
第六胸椎
第七胸椎
第八胸椎
第九胸椎
第十胸椎
第十一胸椎
第十二胸椎
第一腰椎
第二腰椎
第三腰椎
第四腰椎
第五腰椎
薦椎
尾椎

脊椎的構造

人體脊椎分為頸椎、胸椎、腰椎、薦椎、尾椎等五個部分。

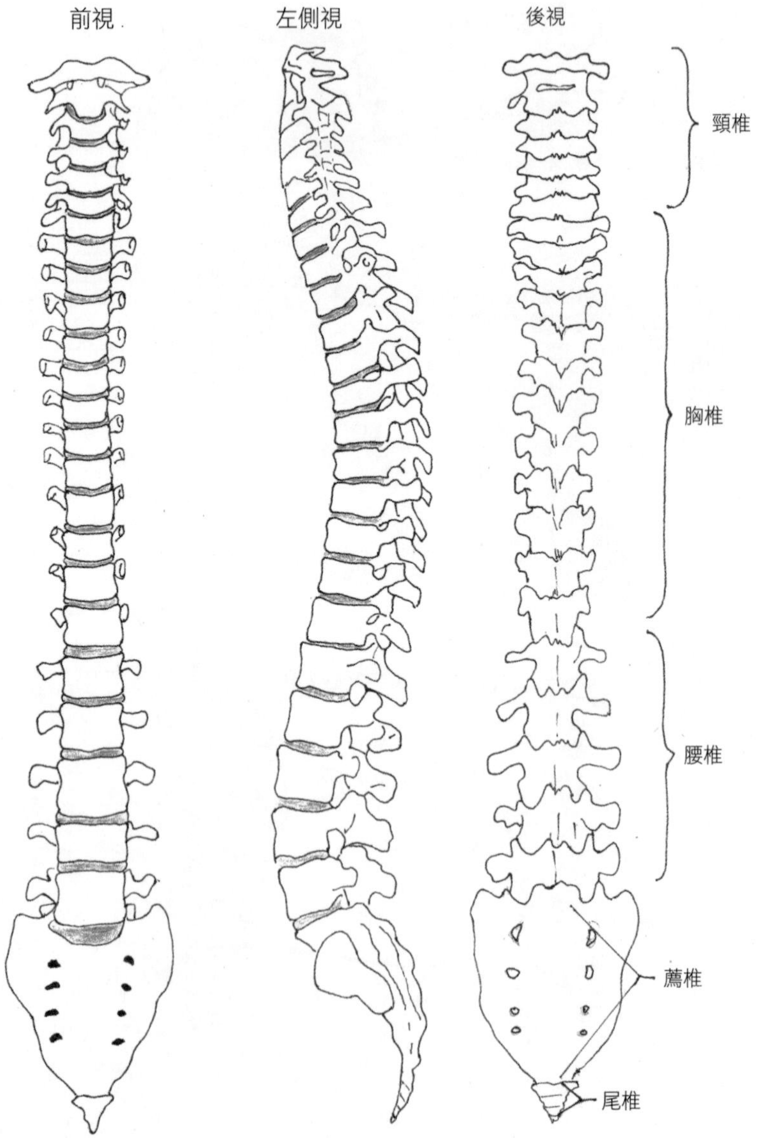

脊神經示意圖

人體的三十一對脊神經都是從脊髓發出，若脊椎骨不在正確的位置上，就有可能壓迫到脊神經而產生痠、麻，進而影響臟器產生各種狀況。

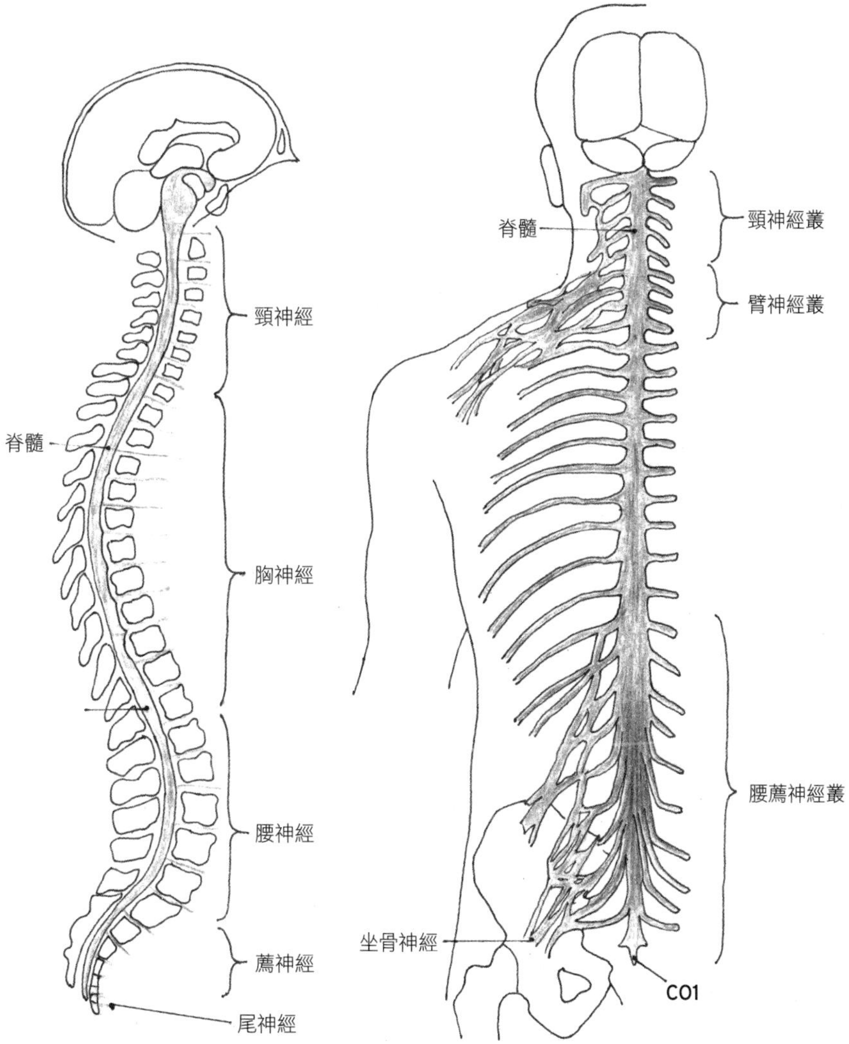

椎間盤示意圖

髓核和纖維環內的成分，使椎間盤具有彈性，可緩衝椎體間擠壓造成的壓力。

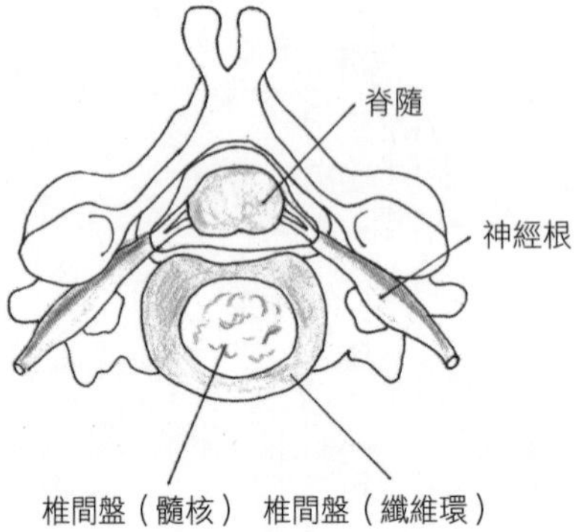

前縱韌帶與後縱韌帶

可以強化脊椎骨間的連結。

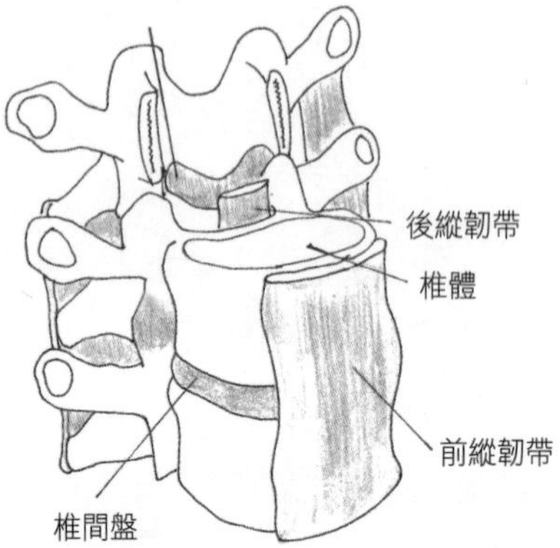

正常椎間盤

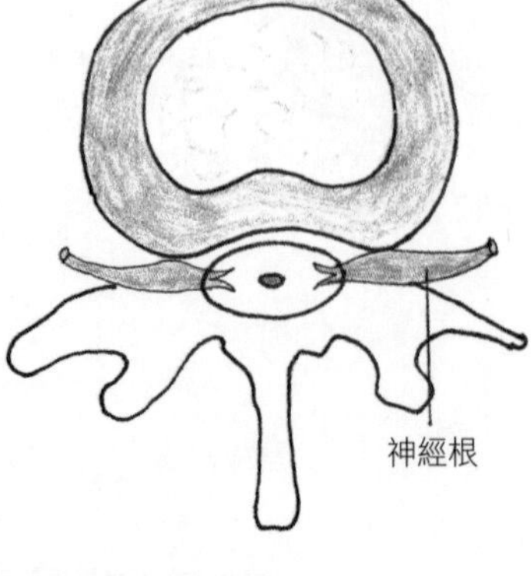

椎間盤突出

椎間盤比較容易向後突出，
進而壓迫神經。

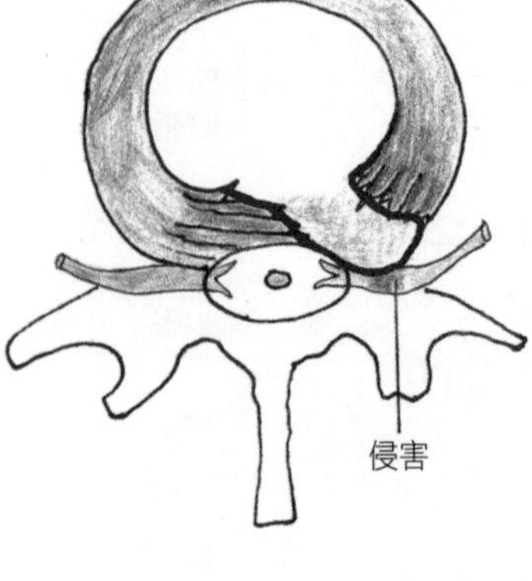

頸椎

頸椎是由七塊椎骨連接而成，由上而下分別編為一～七號。第一頸椎與頭部的枕骨間會形成寰枕關節，執行點頭的動作，而搖頭的動作則是由第一、二頸椎間的寰樞關節來執行。

在我們脊椎的構造當中，兩塊脊椎骨中間會藉由椎間盤來連接兩塊骨頭，但比較特別的是，在第一頸椎和第二頸椎之間沒有椎間盤的構造。

由於結構的關係，頸椎為整個脊柱中活動範圍最大、最靈活的節段，而且在大腦血液供應上扮演了重要的角色。在通過頸椎的血管中，左右各有一條椎動脈，這條血管會穿過第六頸椎的橫突孔，之後再向上走，到達我們的腦部，在腦部左右兩條的椎動脈會像河川匯流聚集成一條「基底動脈」，這條基底動脈對腦部的血液供應相當重要。

頸椎的構造

頸椎是由七塊椎骨連接而成。

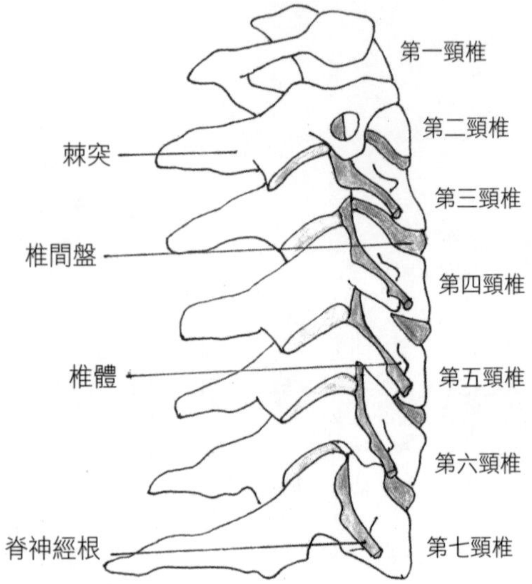

如果因為姿勢不良或是外傷等各種原因造成我們的頸椎移位，就有可能壓縮到椎動脈的空間，影響基底動脈的血流量，最後導致腦部血液供應不足，患者就容易產生頭暈、頭痛等症狀。

另外，在人體的三十一對脊神經中，有八對是由頸椎所發出。綜觀來看，頸部的神經主要是支配頭頸部、面部、肩臂的肌肉群和交感神經系統。

椎動脈與基底動脈

椎動脈會穿過第六頸椎的橫突孔，之後再向上走，
在腦部兩條椎動脈會匯聚成一條基底動脈，對腦部的血液供應相當重要。

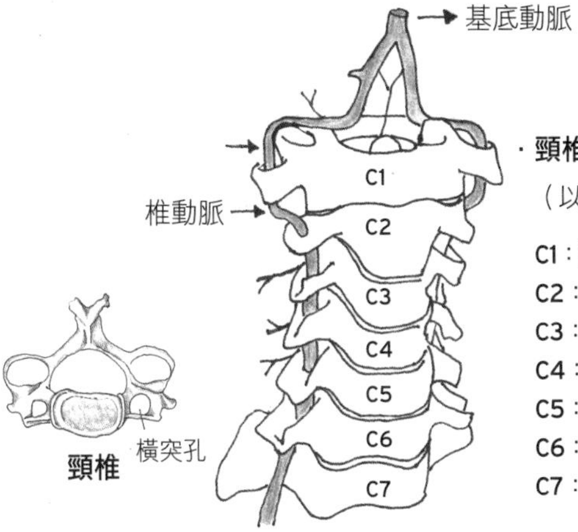

・頸椎（Cervical）的神經分布
（以下簡稱 C，後面數字代表第幾頸椎）

C1：頭面部、交感神經系統
C2：耳、鼻、喉、舌、聲帶口
C3：咽、頰、肩、交感神經、橫膈膜神經
C4：頭部肌肉、臂
C5：食道、氣管、肘、聲帶
C6：甲狀腺、副甲狀腺、腕、頸部肌肉、扁桃腺
C7：大拇指、甲狀腺

頸椎神經受到壓迫的常見原因有哪些？

◆急性外傷（車禍的急性外傷）

急性外傷最常見的就是車禍導致的創傷。

發生車禍時，人們第一個動作通常是踩煞車，因為慣性的關係，在煞車的同時人體會向前傾，最後因為反作用力的緣故，又迅速向後回彈。

這樣突然加速或減速的過程，對頸椎的傷害非常大，嚴重時甚至會造成頸椎斷裂。大部分的患者在當下也許沒有不適，但過了一段時

頸椎神經皮節分布圖

（皮節是由脊神經支配的體表感覺）

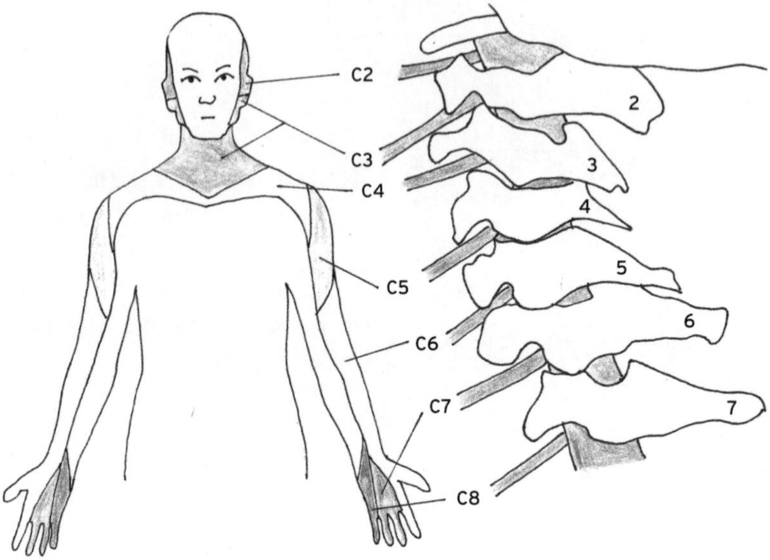

間後，就可能出現頭痛、頸部活動困難、手臂痠麻等症狀，這時到醫院接受檢查，才發現頸部已經受到損傷。

人體受傷之後，周圍的肌肉或筋膜會自發性地收縮，這樣的動作是源自於我們身體的自我保護機制，目的是保護受傷的部位。

但當肌肉持續收縮、無法放鬆，除了會造成肌肉失衡酸痛腫脹，更有可能導致骨頭被肌肉用力牽引到不正確的位置。所以，在受傷的急性期（最不舒服、紅腫熱痛的時期）過了之後，醫師通常會建議患者做「預防性治療」，除了用針灸、電療等方式放鬆患部肌肉，同時也會利用復健的動作來強化軟組織的力量，讓我們的頸椎可以固定在適當的位置。

◆姿勢不良（癱坐在沙發上）

有些人寫字或看書時習慣歪頭，長久下來容易造成頸椎兩側肌肉張力不一樣大，進而影響頸椎位置；或是看電視時整個人癱坐在沙發上，腰部後方沒有緊靠椅背，這樣的姿勢不僅會對腰椎造成極大的壓力，對頸椎也有很大的影響。

◆長期低頭使得頸部韌帶鈣化（低頭族的頸部韌帶鈣化）

一開始的介紹有提到，在頸椎的前、後各有一條韌帶，也就是「前縱韌帶」和「後縱韌帶」。

其中位於後方的韌帶，主要功能在我們「低頭」或「將脖子向前伸」時，用來固定頭部的動作。也就是說，在我們做這些動作的同時，頭部的重量幾乎全由後縱韌帶來作支撐。

以前電腦和智慧型手機還沒這麼普及的年代，我們的後縱韌帶大約在五、六十歲才會出現鈣化的現象，而且較常發生在需要長時間低頭工作的族群（例如必須長久坐在辦公桌前的工作者）。

然而現代人幾乎是人手一機（不只是年輕人，老年人或小孩子也一樣），閒暇之餘便習慣拿出手機或平版電腦來滑一滑、玩玩遊戲，往往不會注意要維持良好的坐姿，長時間下來，頸部的後縱韌帶過度牽引，便容易出現韌帶鈣化的症狀。

其實韌帶鈣化也是我們身體自我保護的一種反應，即為了加強頸椎的穩定性，後縱韌帶會變得比較肥厚。

然而，當後縱韌帶變得肥厚，相對來説頸椎後面的整個空間就變狹窄了，這時候就容易壓迫到頸部神經，引起肩頸痠痛、四肢麻木等症狀。有些症狀比較嚴重的人，甚至必須進行手術來緩解肥厚的後縱韌帶對脊髓和神經根的壓迫。

◆頸椎間盤病變（椎間盤軟骨的磨損或退化）

由於椎間盤軟骨的磨損或退化，而無法緩衝椎骨之間的摩擦和壓迫所致。一般來說，大約三十歲之後椎間盤就會開始退化，主要是因為椎間盤中原本充滿膠質與維持彈力的結構逐漸變性，水分也慢慢流失，實驗數據顯示，嬰兒期的含水量可高達百分之八十八，二十歲時降為百分之八十，七十歲以後則低於百分之七十。

彈性纖維變性和含水量下降，會造成原本擔任「緩衝」功能的椎間盤能力變差，骨頭與骨頭中間的間隙就越變越小，脊椎之間的穩定性也就跟著下降了。

頸椎神經壓迫常見的相關疾病及症狀

- ◆肩頸痠痛。
- ◆手臂或手指痠麻無力。
- ◆眼睛酸澀、視力模糊。

- ◆吞嚥困難。
- ◆頭暈、耳鳴。
- ◆頭痛（這裡說的是單純因為頸部神經受壓迫所造成的頭痛特徵）

・頭痛為單側且不會換邊。

・頸部活動度變差。

・頭痛會因頸部活動、頸部不當姿勢與枕骨下區的壓力而惡化。

・會伴隨頸部、肩部與上臂的疼痛。

・疼痛會由頸部傳至前額與眼窩。

・疼痛強度為中等，不會到頭痛欲裂的程度。

・頭痛的時間長短不定。

・可能伴有以下症狀：噁心、嘔吐、頭暈；畏光、畏聲；吞嚥困難；同側眼睛視力模糊。

胸椎

胸椎一共由十二塊椎骨所構成，結構與特性跟前面介紹的典型頸椎骨非常類似。

比較特別的是，由於胸椎會附著於肋骨及胸骨柄，因此其結構較頸椎或腰椎來得更穩定，但換個角度來說，胸椎的活動性也就沒有頸椎或腰椎這麼好，當活動性降低，椎間盤突出的機率也就跟著降低了。根據統計，胸椎椎間盤突出的發生率約為千分之二到千分之三。

雖然胸椎的活動性較低，但是因為我們的胸腔內有許多重要的器官，跟心肺、消化系統等息息相關，故若胸椎側彎，往往會造成較嚴重的後果。

如果胸椎彎曲的角度過大，有可能進一步壓迫到心臟或肺臟，產生胸悶、心悸等症狀，因此醫師通常會建議胸椎側彎的患者定期追蹤，並要求患者在日常生活中維持良好姿勢，避免彎曲角度越來越大。

胸椎神經示意圖

胸椎由十二塊椎骨所構成。如果胸椎側彎，
會壓迫心臟或肺臟，產生胸悶和心悸等症狀。

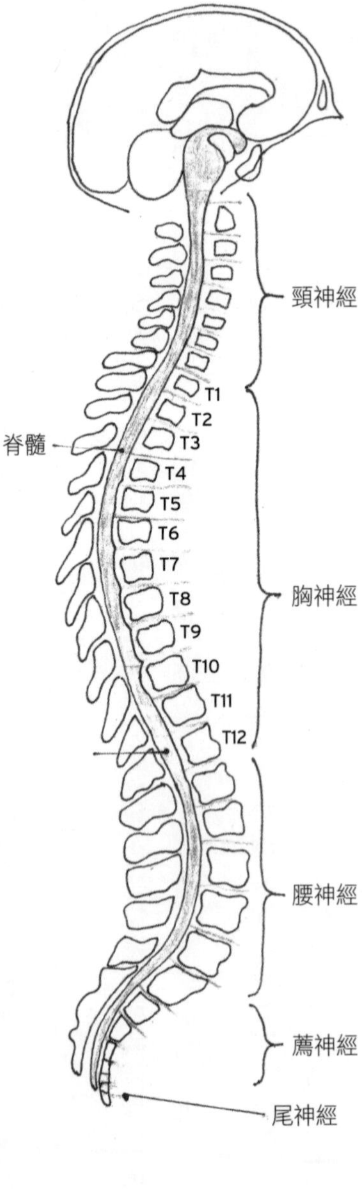

・胸椎（Thoracic vertebrae）的神經分布

（以下簡稱T，後面數字代表第幾胸椎）

T1：心臟、食道、氣管、手指、手腕。
T2：心臟、食道、氣管。
T3：肺、食道、支氣管。
T4：肺、食道、支氣管、胸腔、膽囊。
T5：肝、脾、胃。
T6：胰、胃、膽。
T7：胃、十二指腸、胰腺。
T8：脾、橫膈膜。
T9：腎上腺。
T10：腎臟。
T11：腎、輸尿管。
T12：小腸、上／下背部。

人體的三十一對脊神經當中，有十二對是由胸椎發出。綜觀來看，胸椎發出的神經主要是支配心臟、肺臟、肝、脾、腎及消化系統。

胸椎神經受到壓迫常見的原因有哪些？

◆脊椎側彎（坐的歪歪斜斜）

脊椎側彎是胸椎神經受到壓迫最常見的原因之一。

前面提過有些人寫字或看書時習慣歪頭，長久下來易造成頸椎兩側肌肉張力不均，但有另一群人則習慣將身體歪一邊，相較於坐得直挺挺的，這樣的動作也許比較輕鬆，但其實胸椎正承受著莫大的壓力。

這樣的習慣通常是從小養成的，在生長發育的過程中骨骼會漸漸定型，當脊椎側彎嚴重到出現症狀的時候，通常已經沒有辦法藉由較輕鬆的方式來做矯正，患者往往需要經由手術的方式來治療，這也是為什麼醫師總是不斷耳提面命小朋友要維持良好坐姿。

◆胸椎椎間盤突出

由於胸椎活動度較小，椎間盤較不易受到擠壓，因此胸椎椎間盤突出的機率較頸椎、腰椎來得低。但由於結構的關係，即使胸椎椎間盤突出程度不大，也能產生較嚴重的神經學症狀。

較常見的相關疾病及症狀

- ◆上、下背的疼痛。
- ◆胸悶，運動或是活動時可能比一般人容易喘。
- ◆消化不良、便秘。
- ◆腎臟功能失調。

腰椎的構造

肌肉、韌帶強化腰椎健康、神經正常傳導。

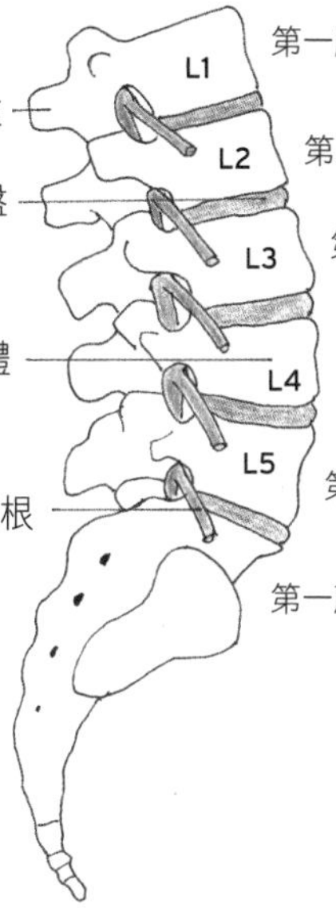

· 腰椎（Lumbar）的神經分布

（以下簡稱 L，後面數字代表第幾腰椎）

L1：輸尿管、大腸、大腿前側、股四頭肌。
L2：輸卵管、卵巢、盲腸。
L3：膀胱、子宮、生殖器官、大腿外側。
L4：腰部肌肉、坐骨神經、前列腺。
L5：直腸、膀胱、子宮、足部。

腰椎

腰椎的節數只有五節，而且相較於前面提到的頸椎，腰椎可以活動的範圍也沒有這麼大。

但是腰椎有一項重要的功能，就是在我們做許多大動作、需要施較大力的時候，用來支撐我們的身體。比如說彎腰搬重物，或是一般常見的運動，都需要腰椎的穩定來進行，而家庭主婦們在打掃做家務的時候往往也需要用到腰椎的支撐。

也就是因為這樣的功能性，腰椎受傷或是位置不正的時候，

腰椎神經皮節分布圖

皮節是由脊神經支配的體表感覺，圖中 **L** 代表腰椎（**Lumbar**）；
由圖可知腰椎神經主要支配腰腿部及大腿後側的體表感覺。

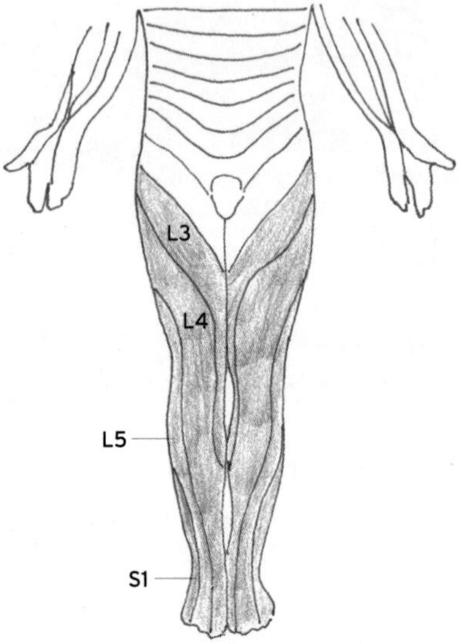

前面觀

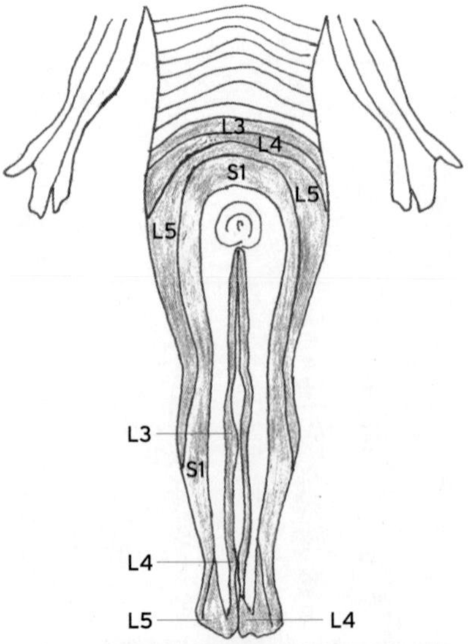

後面觀

一般民眾可能最能夠意識到自己不對勁的典型症狀就是常見的搬重物或做家事等等「閃到腰」，或是上了年紀之後可能只要天氣一變化，許多人立刻可以感受到明顯的腰酸背痛。

綜合來看，腰椎的神經主要負責我們的泌尿生殖系統、坐骨神經、直腸、還有腰腿部的肌肉群。

腰椎神經受到壓迫常見原因有哪些？

◆坐姿不良

跟前面提過的一樣，現代人坐姿或站姿不良的情況太多太常見了，造成許多毛病跟不適，所以說平常良好的習慣是非常重要的。

◆脊椎兩側肌肉不對稱或是肌肉的延展性太低

這個情況常發生在兩種人身上，沒有運動習慣、肌肉功能很弱、太瘦的人，或者剛好相反是運動過度、有健身習慣卻沒注意到應該平衡運動的人。

胸椎神經示意圖

椎動脈會穿過第六頸椎的橫突孔，而後向上走，
在腦部兩條椎動脈會匯聚成一條基底動脈，對腦部的血液供應相當重要。

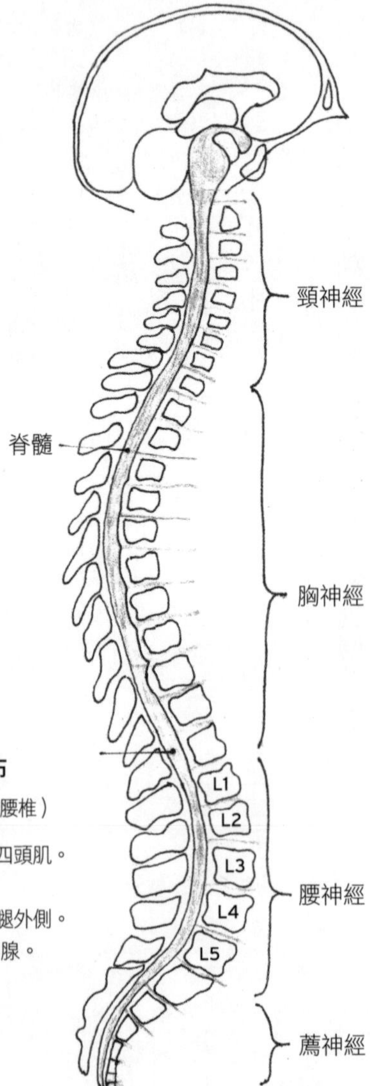

· 腰椎（Lumbar）的神經分布

（以下簡稱 L，後面數字代表第幾腰椎）

L1：輸尿管、大腸、大腿前側、股四頭肌。
L2：輸卵管、卵巢、盲腸。
L3：膀胱、子宮、生殖器官、大腿外側。
L4：腰部肌肉、坐骨神經、前列腺。
L5：直腸、膀胱、子宮、足部。

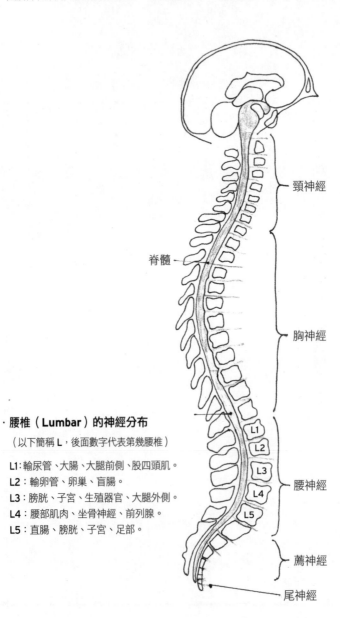

就像小時候可能做過的黏土美術作業，骨骼就像是我們一開始固定在裡面的牙籤，可以維持基本的結構，但是缺乏良好的彈性。而肌肉就像是之後加在外面的黏土，雖然有良好彈性，但是也容易把骨頭拉向不對的方向。

當我們不常訓練及使用肌肉，肌肉就會缺乏能夠維持骨頭在正確位置上的力量，鬆散的肌肉無法固定住骨架，因此骨頭就會歪斜。

相反來說，如果肌肉因為訓練變得極度強而有力，但是卻沒注意左右的均衡，導致肌肉左右邊力氣不一樣大的話，骨骼自然就被拉向力量大的方向，也會造成歪斜。

因此運動是每個人都應該培養的好習慣，但是運動的同時也要注意肌肉施力的均衡，才不會導致身體疼痛、不舒服的情況發生。

◆常常彎腰使得椎間盤突出

有一些職業或是生活習慣讓我們必須常常彎腰，比方說家庭主婦彎腰拖地打掃，或是搬運工人必須彎腰搬運重物等等。

在我們彎腰的時候，腰椎其實承受非常大的壓力，必須維持身體的平衡和協調，以及支撐身體的重量。

如果沒有注意，當下就可能造成一般常見的急性腰扭傷，如果是經年累月下來的彎腰姿勢，就可能造成腰椎的椎間盤突出。

◆肥胖讓腰部支撐過重

肥胖應該算是現代人很常面臨的文明病之一了。肥胖的類型當中又有一種稱為「中廣型肥胖」，也就是最胖的位置在我們的腰圍，很常見於中年男子，因長年的工作壓力加上不好的生活習慣，脂肪都累積在腰部的地方。

這樣的肥胖體型無形之中對腰椎也有很大的傷害，因為腰椎就必須用更大的力氣來撐住身體，中廣型肥胖的人做彎腰或是大動作時也更容易造成腰受傷及腰椎的傷害。

◆骨質疏鬆

這個原因則較常見於婦女們，尤其是接近更年期以及更年期後的女性。

女生在更年期來之前，因為體內會有女性賀爾蒙的關係，其實比起男性會多一層保護，讓女生的骨質不容易疏鬆，但是當更年期到來時，賀爾蒙急速下降，再加上女生通常比男生更沒有運動習慣，骨質疏鬆的風險便會大幅上升。

骨質疏鬆有點像是蓋房子的鋼筋水泥，本身的原料不紮實，就算結構是完好的，也比一般人的骨頭來得脆弱。

又因為腰椎要承受的壓力比其他骨頭來得大，骨質疏鬆的人的腰椎就更容易受到傷害。

◆長期坐辦公桌使肌肉疲勞

長期坐在班公桌前的上班族，坐姿不正使得骨頭歪斜之外，也有可能因為長期維持同樣的姿勢，肌肉產生疲勞的現象，肌肉疲勞之後就容易僵硬，肌肉張力也會變大，把骨頭拉到不對的位置。

◆外傷或運動傷害

例如：打球、跌倒、車禍各種外傷，會造成壓迫性骨折、椎間盤突出等，也是常見的因素。

◆床墊或沙發坐墊太軟

這個原因比我們想像中常見，但是大家可能不會自覺，因為現代人喜歡坐柔軟的沙發及懶骨頭，床墊也喜歡柔軟的觸感，但是太過於柔軟的床墊椅墊，對我們的骨頭來說卻未必是好事。

當我們躺下的時候其實骨頭也需要一定的力量來維持躺下的姿勢，這時候適當硬度的床墊可以提供一定的支撐力，讓身體維持在對的姿勢。

但是如果床墊選用太軟太沒有支撐力的材質，身體陷下去之後就必須要靠身體的肌肉和骨頭來維持姿勢，所以反而必須花更大的力氣。

這也是為什麼有些人的床墊明明很軟很舒適，卻常常在睡醒之後腰酸背痛的原因，當然並不是說睡硬梆梆的地方就是健康的，而是要選擇適當的軟硬度來提供身體合適的支撐力，坐墊或沙發的選擇也是一樣的道理。

坐起來舒適、看似可以讓身體完全放鬆的「懶骨頭」，不能攤在上面太長的時間，而應該適時的站起來活動活動筋骨，以免造成將來身體更大的不適。

常見的相關疾病以及症狀

◆坐骨神經痛

這是一個從年輕人到年長者都可能會有的重要症狀。

坐骨神經是我們身上最大的一條神經，會經過臀部，分佈於整個下肢，所以當坐骨神經出現問題時，從下背部、臀部、大腿後側、小腿後外側，一直到足部的外側都可能出現疼痛、酸麻的症狀。

值得提醒的是，雖然這裡提到腰椎的問題可能造成坐骨神經疼痛，但並不是全部坐骨神經的症狀都一定是腰椎造成的。

當問題發生時，還是要接受醫生的檢查分析，才會知道問題到底出在哪裡。

◆**生殖系統疾病**

包含卵巢疾病、子宮疾病、前列腺的問題，或是泌尿系統方面的疾病，如膀胱炎等等。

◆**腰背酸痛**

因為神經分布到腰背部肌肉、骨骼關節。

◆**便秘、痔瘡**

因為部分神經分布到大腸。

◆**婦科疾病**

血液供應不良、生理期不順等等。

薦椎、尾椎

這個部位是人體脊椎骨的最末端，基本上只有小小的活動度，但是一旦出問題也可能會造成很大的不舒適感。

而跟此位置相對應的臟器多半是生殖及泌尿系統，所以當這個部分的脊椎出現異常，往往也連帶影響到這兩個系統的症狀。

也就是說薦椎負責的區域主要位於骨盆腔的位置。

薦椎常見的相關疾病及症狀

- 生殖器疾病
- 攝護腺疾病
- 痔瘡
- 生理期不順

腰椎神經皮節分布圖

薦椎神經主要支配人體骨盆腔與大腿後側的體表感覺。

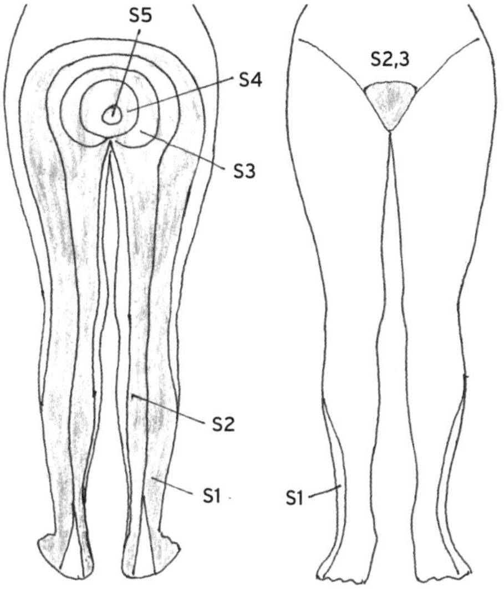

薦椎神經分布示意圖

主要控制泌尿、生殖、直腸、肛門等器官。

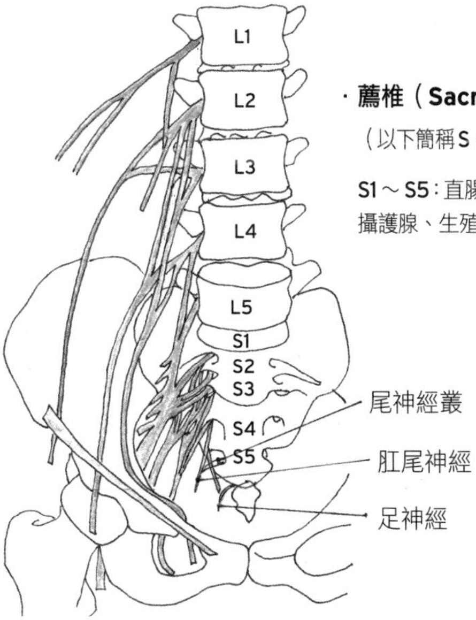

· **薦椎（Sacrum）的神經分布**

（以下簡稱S，後面數字代表第幾薦椎）

S1～S5：直腸、肛門、腎、大腿後側、攝護腺、生殖器。

尾椎神經示意圖

主要控制直腸、肛門。

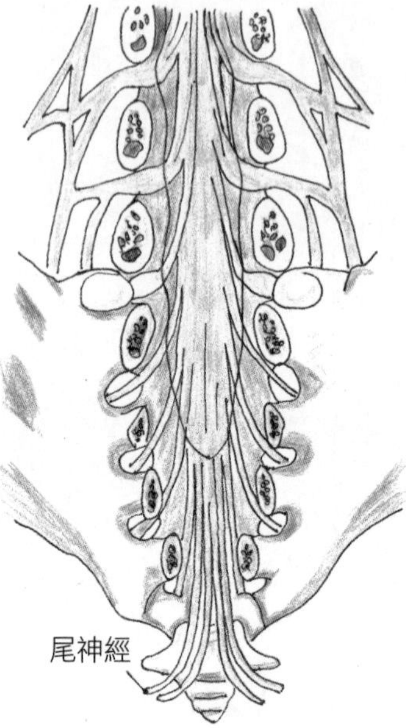

尾椎（Coccyx）的神經分布

（以下簡稱 C。）

CO：直腸、尾椎。

尾椎常見的相關疾病及症狀

- ◆尾椎痛
- ◆肛門發炎
- ◆直腸疾病

上述的介紹主要是想表達一個觀念：有時候局部的身體疼痛、麻木、不適感，不一定是因為這個局部出了問題。

比方說突然覺得的手臂麻木，有可能是因為一時之間姿勢不良，導致手臂局部的肌肉被壓迫，血流供應不暢而造成的麻木感，但也有可能是因為長時間下來沒有意識到的習慣，導致骨頭或是肌肉的分布位置不正確了，造成神經受壓迫，所以感覺到不舒服。

雖然是小小的姿勢不良，也許不會在瞬間造成不適，但是長久的累積，滴水穿石，總有一天會累積成大毛病。

這個就是我們要注意的，也是伸展運動的一個重要宗旨：從小地方小習慣開始改變，人生才會真正的越來越健康。

第2章

伸展運動的好處——站立伸展

EXERCISES ACTION

站立伸展操
動作示範

步驟 1

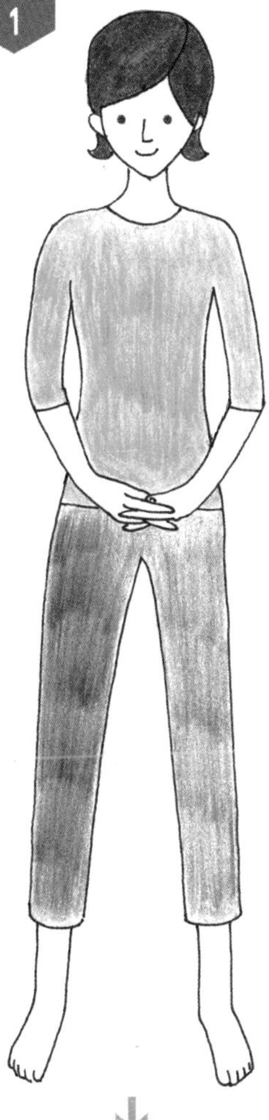

靜心站立，雙腳與肩同寬，正常呼吸，雙眼平視，舌頂上顎，收下巴，挺胸，感覺有繩子往頭頂上拉。

- 可配合輕柔、愉悦的音樂進行。
- 伸展操由步驟1～7，其中步驟2和步驟3吸氣，步驟4和步驟5吐氣。
- 收功由步驟7～1，其中步驟5和步驟4吸氣，步驟3和步驟2吐氣。
- 往上伸展，覺得手痠後即可收功慢慢放下。
- 可依各人情況，漸漸增加往上伸展的時間。
- 每天總共約伸展30～40分鐘即可，可慢慢增加至1小時。
- 肩膀受傷或年長者，必須循序漸進勿太急，以免拉傷。
- 站立伸展習慣後，可伸展並行走，幫助氣血運行。

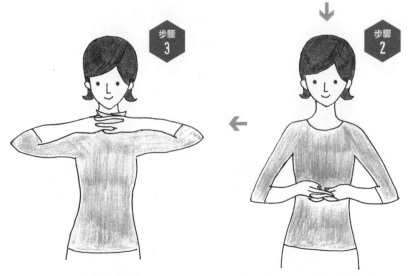

慢慢吸氣，將雙掌慢慢抬起。

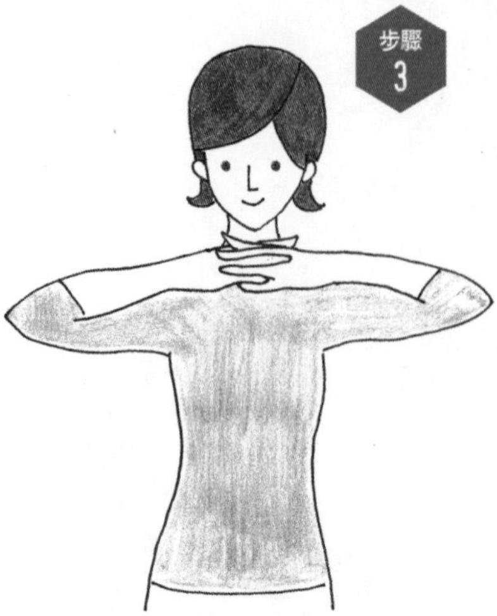

至胸口慢慢翻轉手掌。

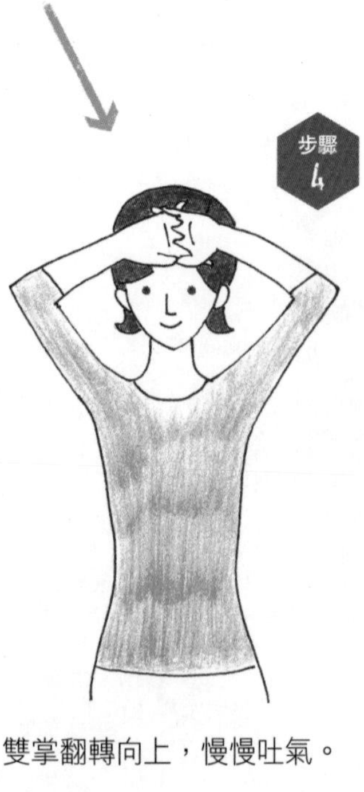

雙掌翻轉向上，慢慢吐氣。

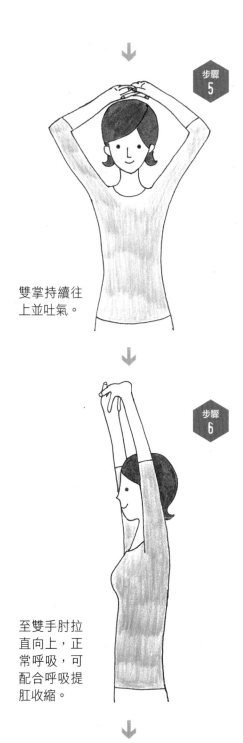

雙掌持續往上並吐氣。

至雙手肘拉直向上，正常呼吸，可配合呼吸提肛收縮。

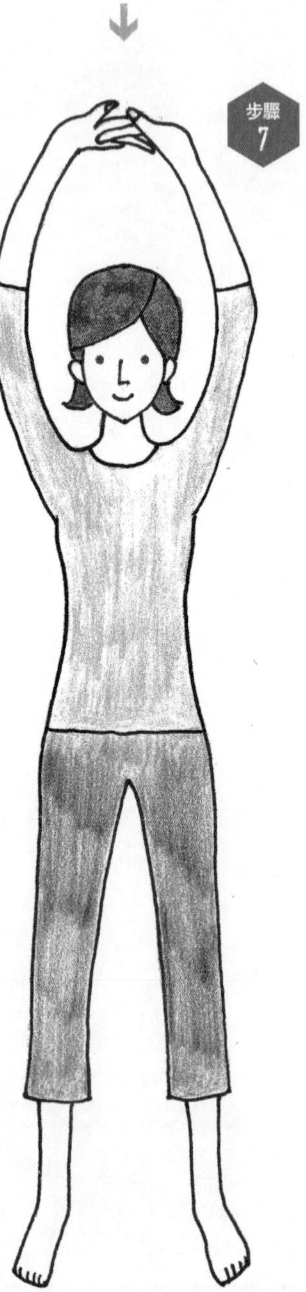

年輕健康者可踮腳尖，腳痠即可放下，反覆多次。腳踝受傷或年長者可不踮腳尖。

好處1

矯正彎曲的脊椎骨

一般人的肌肉通常是不對稱的，因為我們都有慣用的一側，比如右撇子跟左撇子的差異，而慣用側的肌力因為常常使用，所以通常會比較強大，使用機會也較多，因此可能比較容易出現問題。

舉例來說，在日常生活中提重物或是背側背包的時候，施力的那側肩膀因為負重的關係，常會無意識地抬高，而一般人又習慣用慣用的一側來提重物或背側背包，久而久之除了會有「高低肩」的問題，也可能會出現「脊椎側彎」的症狀，許多學齡兒童發生脊椎側彎的原因，就是因為這個小細節沒有注意所造成。

另外，有許多運動是以單側用力為主（如：網球、棒球、羽毛球等等），在運動過後，若是未適度的伸展和放鬆，便可能由於肌肉張力不均而導致脊椎側彎。

一般醫師會建議患者利用游泳或拉單槓的方式來作調整。但對肌肉較無力、肩關節有疾患或是不適合下水的人，伸展運動便是很好的紓解方式。

在做伸展運動時，需要用到背部和腹部的力量，可強化平常較少使用和肌力較弱的肌肉，改善肌肉張力不均的情形，進而拉動脊椎骨回到正確的位置上。

前面一再提到，由於科技進步，現代人常會長時間盯著電腦螢幕或是低著頭滑手機，然而大部分的人無法維持良好坐姿，多有駝背的情況。

駝背時，脊椎前側會因為壓縮而受到極大的壓力；雖然有椎間盤作緩衝，但隨著年歲增長，椎間盤內的彈性物質會逐漸變性，水分也會慢慢流失，緩衝能力自然會下降。

在受力不均的情況下，不但有可能會產生椎間盤突出的症狀，當椎體前側承受壓力過大、骨質不夠緻密時，更有可能產生壓迫性骨折（因為對骨頭施予太大的壓力而造成骨頭斷裂，跟一般外傷撞擊衝力造成的骨折原因不太一樣）的現象，導致嚴重背痛。一旦發生程度較重的壓迫性骨折，要有效減少疼痛就只剩手術固定這個方法了，且壓迫性骨折的復發率相當高，因此「預防」壓迫性骨折及避免復發是相當重要的觀念。

在發作初期（經醫師評估後症狀較輕者）或是發生壓迫性骨折前，除了要隨時提醒自己維持良好姿勢，也要注意施力的方式，尤其是骨質疏鬆的患者，會使脊椎承受巨大壓力的彎腰搬重物、抱小孩等動作都要盡量避免。

一般人平時就可養成做伸展運動的習慣，除了可舒緩緊繃的肌群，亦可強化背肌的力量，使得椎體較為穩固。而壓迫性骨折患者術後亦可做性質平和的伸展運動，不但不會增加椎體壓力，反而可以強化肌肉力量，降低壓迫性骨折的復發機率。

好處 2 喚醒身體的自癒能力

在中醫的理論當中，有一個基本觀念是「平衡」，當人體失衡的時候便會生病。

這裡的「平衡」主要是指「陰陽平衡」，《素問・陰陽應象大論》提及：「陰陽者，天地之道也，萬物之綱紀，變化之父母，生殺之本始，神明之府也，治病必求於本。」也就是說萬事萬物都離不開「陰陽」的本質，正常情況下陰陽會處於動態平衡，此時稱為「陰平陽秘」。但若飲食不節、情緒鬱結、施力過當等內因或外因造成陰陽和氣血失衡，便可能產生不適的症狀，而中醫師治療的原則就是讓失衡的患者回到平衡的狀態。

以上所述為狹義的「平衡」，那麼由於肌肉張力不均所造成的一些症狀算不算失衡呢？當然算！

人體遇到突發狀況或是受傷時，周圍的肌肉會自發性收縮，長期肌肉緊繃或是組織未修復完全會導致氣血循環不佳，產生氣滯血瘀的情況，甚至形成常聽到的筋結。

中醫的「筋」泛指肌肉、肌腱、筋膜、神經、血管…等軟組織，「筋結」則是肌肉、肌腱、韌帶等軟組織因為不正常使用而增厚腫脹，或是產生沾粘、纖維化等情形，在患部可摸到一塊相當僵硬的組織。

一般來說，筋結形成後需用熱敷、按摩或是針灸療法配合電療，來促使患部肌肉放鬆，而在筋結形成前，則可利用伸展運動來放鬆肌肉。

其實人體是具有自癒能力的，經過適當的休息、適度的運動便可達到自我修復的目的，伸展運動便是在非常和緩的情況下，喚醒人體的自癒能力，讓失衡的病理狀態恢復平衡。

好處 3

放鬆肌肉、疏經通絡、全身血液循環

做伸展運動時，會活動到背部與腿部的肌肉，因此可伸展到位於背脊正中央的督脈，及位於督脈旁的足太陽膀胱經。

《素問．骨空論》說：「督脈為病，脊強反折。」意思是督脈若發生病變，則會出現脊柱強直、角弓反張等症狀，由於督脈亦通過頭頸部，因此也會有頭重、頭痛、頸部僵硬的表現。而伸展運動可以促進氣血循環，疏筋通絡，因此可緩解氣血運行不暢造成的疼痛。

就足太陽膀胱經而言，伸展運動主要刺激的穴位為背俞穴及腿部的穴位。由於背俞穴與五臟六腑均有密切連結，故刺激背俞穴有利於通暢氣機，調節臟腑功能，達到「有病治病，無病強身」的目的。另外，刺激腿部穴道，可疏筋通絡，鬆開長期緊繃的腰部、背部肌肉，以避免受損或代償性增厚的肌肉組織造成氣滯血瘀的問題。如：刺激小腿肚的承山穴，則可緩解小腿肌肉緊繃，消除「蘿蔔腿」，並有效治療或預防痔瘡的發生。

督脈循行示意圖

陽脈之海，控制所有陽面經絡和氣血。

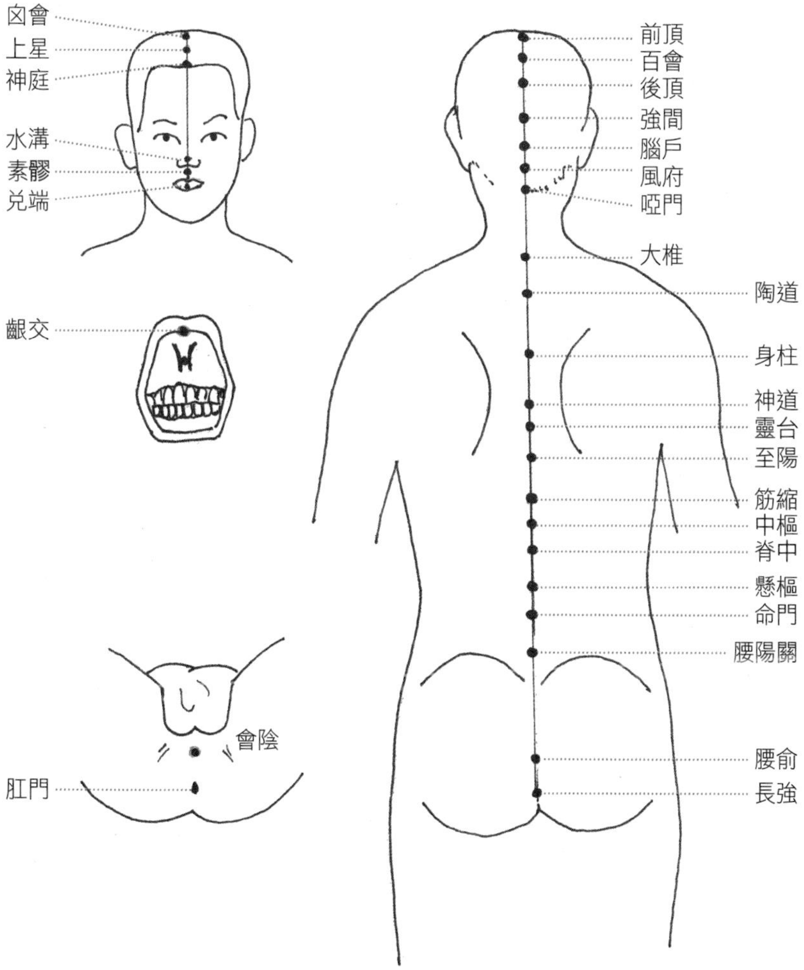

足太陽膀胱經

做伸展運動時，可伸展到督脈旁的足太陽膀胱經。它是十二正經中最長、穴位最多的經絡，與生殖泌尿系統、神經系統、消化循環系統等均有密切關係，其中位於脊柱旁的背俞穴與五臟六腑之間更是有直接的關聯，因此膀胱經對人體而言相當重要。

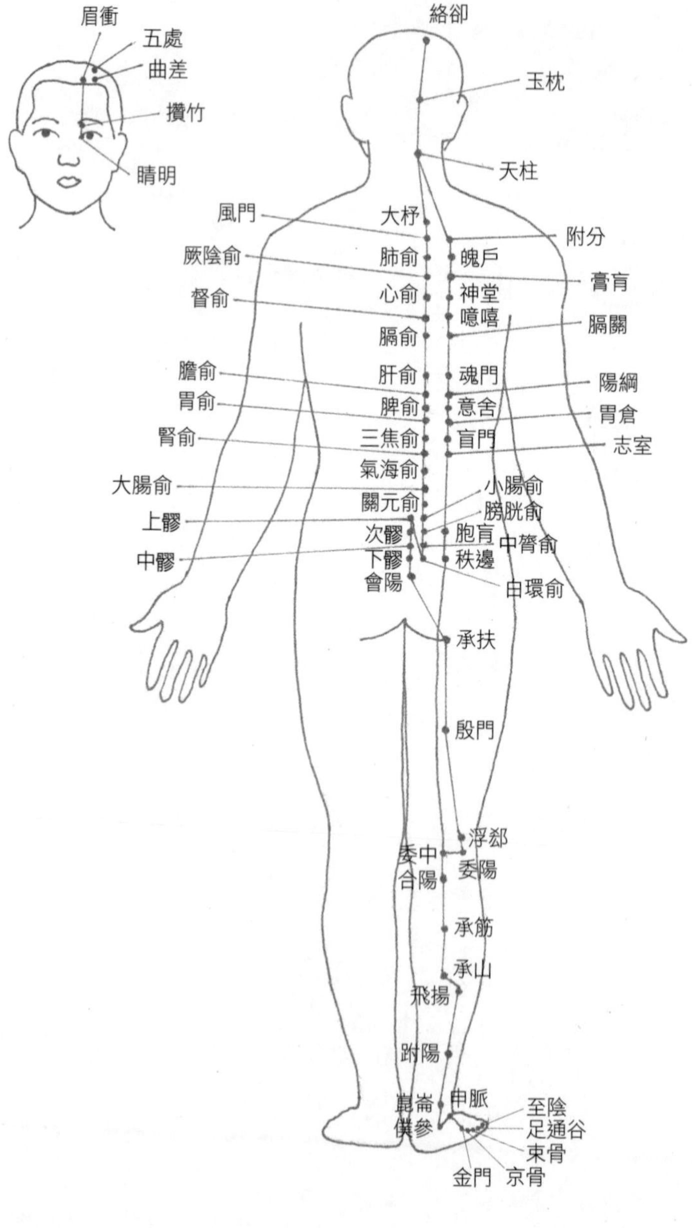

背俞穴

伸展對於背俞穴有幫助。背俞穴為臟腑經氣輸注於背部、腰部之穴位，五臟六腑均有其對應的背俞穴，若臟腑出現異常，便可能反應在背俞穴，而有背痛、腰痛之表現，或使背俞穴出現異常變化（如：壓痛點）；另一方面，若要處理某個臟腑的問題，也可從背俞穴下手。

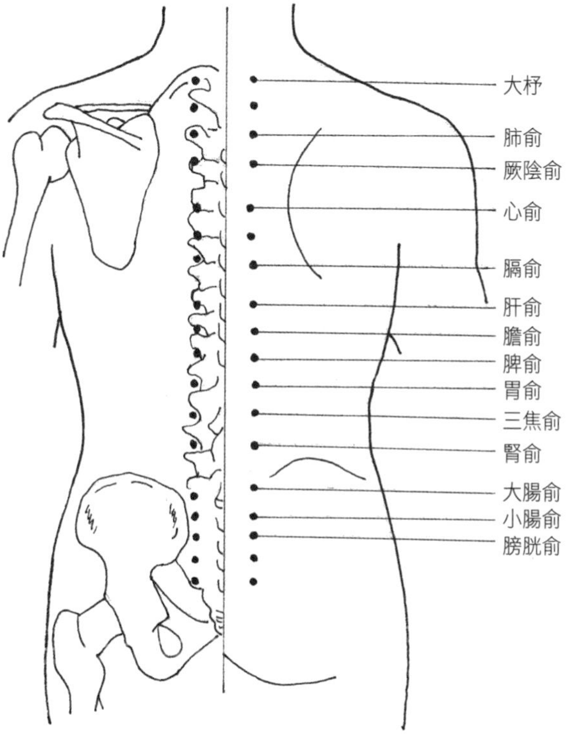

好處 4 促進體內水分及廢物的循環及代謝

除了疏筋通絡、調節臟腑功能外，膀胱經與體內水液代謝亦有密切關係。

這個「水液」指的不只是尿液，汗液、血液也包含在其中。就現代醫學角度而言，膀胱就是儲存尿液的構造，怎麼會跟汗液、尿液有關呢？這是因為中醫與西醫的理論基礎是不同的，中醫所指的「臟腑」並不能完全對應至西醫的「器官」，如中醫所說的膀胱應是包含腎臟、輸尿管、膀胱等構造，而非單純指膀胱。

腎與膀胱在中醫理論裡面互為表裡、密不可分，因為中醫強調的是整體觀，這就可以解釋為什麼膀胱經除了生殖泌尿系統外，還會影響到各個臟腑，甚至是遠方的頭頸部或是腿部。

由於膀胱經與水液代謝有關，故膀胱經堵塞、失調時便可能產生水腫的現象。相信有許多女性朋友聽過按摩膀胱經的穴位可以瘦身，其原理非常簡單，與伸展運動有異曲同工之妙——疏經活絡，使氣機通暢，改善循環，促進新陳代謝，加速廢物排除，讓水液回到原本應該去的地方（如：經由汗液或尿液排出）。

整個伸展運動的拉伸會完全地覆蓋到我們的膀胱經，能夠藉由拉伸的動作來刺激這條經絡，跟按摩是一樣的道理，只是藉由較不刺激的手法來活絡我們的經絡穴道，進而達到前面說的促進體內水液及廢物的循環及代謝。

好處 5

使人體恢復平衡健康狀態

以往總是認為脊椎病變多由外傷或施力不當、姿勢不良所引起，但就中醫角度而言，脊椎病變與「腎」也有相當程度的關聯。

中醫認為「腎藏精」，先天稟賦不足、年老體衰或是房事不節皆會造成腎精虧損；又「腎主骨，骨生髓」，故腎精虧損時，筋骨便會失去濡養。

伸展運動有助於足太陽膀胱經的氣血循環，腎與膀胱相表裡，故在促進膀胱經之氣機時，亦可補腎固氣，以避免筋骨失養，引起脊椎病變。

另外，有些人去海邊玩水之後，或是天氣較為寒冷時，會出現腰背疼痛、四肢重的症狀，這是由於人體正氣不足，寒邪、濕邪趁虛而入，阻滯經脈。

寒主收引，當寒邪侵入人體時會使筋脈攣縮，且寒邪為陰邪，會導致陽氣受損，而陽氣為推動氣、血、津、液的動力來源，若動力不夠則會出現瘀阻的現象，「不通則痛」，故氣血流動不通暢時便會出現疼痛的症狀。

在外邪尚未入侵之前，伸展運動可增加人體正氣，並活絡筋骨氣血，正氣充足時人體便不易受到外邪入侵的影響；在外邪入侵之後，伸展運動可促進氣血循環，改善上述血流瘀阻的情況，從而使人體恢復平衡狀態。

總結

伸展運動可以強化平時較少使用的肌肉，並紓解長期緊繃的軟組織，改善肌肉張力不均的問題，進而矯正脊椎側彎或是骨頭歪斜的問題；而就中醫理論而言，脊椎會側彎或是產生結構性問題，往往也是因為患者體質不夠健壯，或是血脈瘀阻，導致軟組織失去濡養而逐漸變性造成。

伸展運動可以促進氣血循環，同時平和地刺激穴位，在發生脊椎病變前就先把病因消除；且伸展運動動作簡單、花費時間短，平時在家裡看電視、久坐造成疲勞時或是睡覺前就可以做，對於工作繁忙的人們無疑為最佳的保健方式。

若能持之以恆，長久下來非但能降低脊椎疾病的發生率，原本存在的疾患，如肩頸僵硬、頭暈、頭痛等亦能獲得改善；另外，有許多患者睡眠品質不佳，往往是因為肩頸過度僵硬，血液循環不好，做伸展運動使上述症狀緩解後，失眠問題就一併解決了。

第3章

加強伸展——踮腳尖

在做伸展運動的同時，我們還能做許多加強的小動作，一方面可以把伸展運動的成效加強，一方面這些小動作同時也具有各自的功效。

這一節要提到的延伸小動作就是非常簡單好做的踮腳尖。

大家可能時不時都會需要踮腳尖，拿高處的物品、跳舞或是其他需要踮腳尖的動作等等，這個生活中常見的小動作到底有什麼神奇的功效，以至於我們要特別拉出來一個章節介紹它呢？

正確的踮腳尖

首先要讓大家知道如何做出有增進健康效果的踮腳尖動作。

這裡提到的踮腳尖不是我們平常踮個一兩秒的瞬間動作，而是要配合前面說到的伸展動作：

◆**步驟一**：當我們雙手向上拉動延伸背部和腹部肌肉的時候，如果行有餘力，可以踮起腳尖，此時要配合穩定、和緩的呼吸，不可以憋氣，在保持呼吸平順的狀態下，緩緩踮起腳尖，感覺自己的左右兩邊腳踝和小腿受到同樣的力道並且拉緊。

◆**步驟二**：在個人能力所及的範圍之內保持踮腳尖的動作，能維持多久就盡量維持，最後再慢慢放下腳跟。

這時候的動作重點及注意事項非常重要：

◆踮腳尖動作的重點不在高度而是在平均的施力

並不是踮得越高越好，因為每個人平常的運動習慣不同，小腿及腳踝的肌力也會不一樣，所以每個人保持平衡的踮腳尖高度必須要靠自己來衡量。

很重要的一點是不能因為要踮腳尖，反而破壞前面伸展運動的和諧及平衡，因為這樣就會失去一開始伸展運動的本質及效果。

踮腳尖動作

個人能力所及的範圍之內保持踮腳尖的動作，
感覺左右兩邊腳踝和小腿受到同樣力道並拉緊，即達到健康效果。

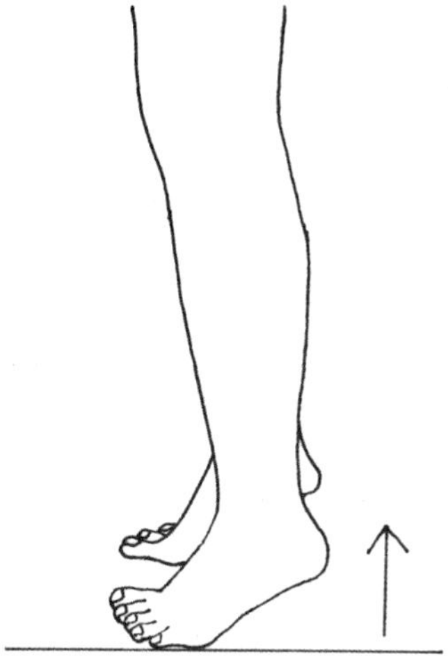

就算高度不高也沒有關係，只要配合呼吸及前面伸展運動的動作，緩緩輕柔的同時踮起兩邊的腳尖，感覺到兩側腳踝和小腿肌肉同時均衡地被拉緊，這就已經達到我們要的效果了。

◆保持骨盆的正度，不可以前傾或是後仰

在做伸展運動或是配合踮腳尖的時候，都要特別注意這一點，一定要維持骨盆以及脊椎的正度，因為這個運動本身是要矯正歪斜的脊椎，如果做的時候沒有注意到維持兩邊的平衡，反而會

造成反效果。

◆保持呼吸的平穩順暢

在做伸展操和踮腳尖時千萬不可以憋氣，要記得保持平穩的深呼吸，和緩的呼吸可以幫助運動的同時，維持體內正常的含氧量，有充足的含氧量，肌肉才能夠發揮正常的功能，達到運動的效果。

◆力度的控制要適當

前面所說的注意事項其實都跟踮腳尖的施力程度恰不恰當有關。所以要記得踮腳尖的力道不要超過自己可以負荷的範圍，才能愉快輕鬆並且得到良好的效果。

為什麼踮腳尖能讓身體更健康？

◆能使用及鍛鍊到的肌肉

我們踮起腳尖的同時，身體需要出力的部分不只是腳掌。

如果動作正確，身體也沒有歪斜，踮腳尖可以使用到小腿後側的肌肉（腓腸肌、比目魚肌），當這兩塊肌肉收緊，就可以拉緊位於我們腳踝後側的肌腱（阿基里斯腱）。

由於必須維持正確的伸展運動姿勢，除了腳跟附近局部的肌肉及肌腱，大腿和臀部同時也會需要出力來保持身體的平衡，因此也會刺激到大腿的股四頭肌肌群以及位於臀部的肌群。

所以當加上踮腳尖的動作，除了原本伸展運動強調的腹部、背部等上半身肌肉之外，還可以加強下半身的肌群訓練。

◆經過腳跟的經絡循行

從中醫的基礎理論來看，經過腳跟的經絡主要有足少陰腎經及足太陽膀胱經，做伸展運動時搭配踮腳尖的動作可刺激腳跟的穴位，加強了疏通經絡的功用。

◆對腳底的刺激

腳底按摩常常是民眾想放鬆或舒緩疲勞時會使用的一個方式，其實踮腳尖的時候也是一種按摩腳底穴道的方法。

踮腳尖需要抬起腳跟並且用腳掌前端施力，這樣一來除了直接刺

足少陰腎經穴

調節泌尿、生殖系統、脊椎、骨骼。

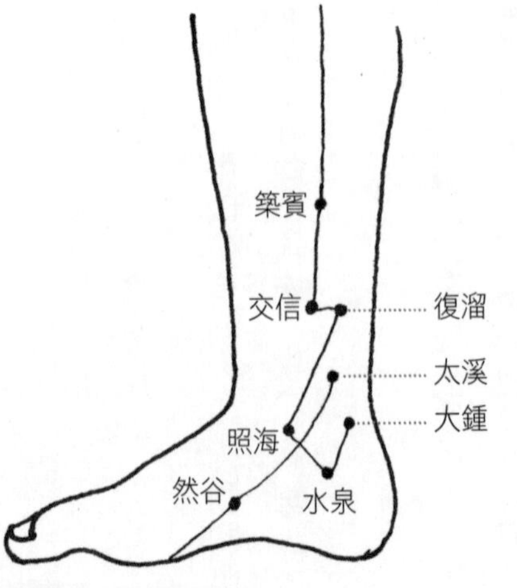

激位於腳底前端的穴位之外，拉提腳跟延伸足弓的動作也會間接活絡位於腳底後端的穴道。

從另一個觀點來看，我們常常把腳底和耳朵以全息律的觀念來解釋，全息律的意思就是可以用腳底的分區對應到身體的各個部位，例如足大趾對應到大腦，腳跟的中點對應到生殖腺等，所以大家去足底按摩時，按摩師可能會以每個人比較有感的區域來推斷身體的狀況。

也因為腳底具有這個特別的性質，可以利用踮腳尖對整個腳底的刺激來達到促進全身氣血循環的效果。

足太陽膀胱經穴

調節泌尿、生殖系統、背部肌群。

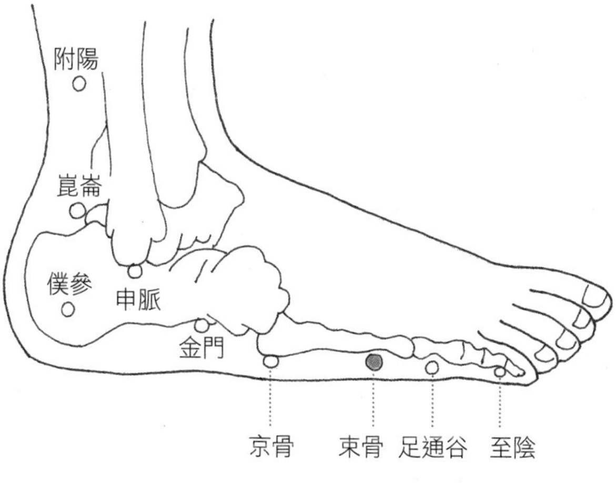

伸展運動加上踮腳尖對身體的好處

好處1 加強新陳代謝

伸展運動最一開始的宗旨，就是希望藉由延伸拉長全身的肌肉來達到促進氣血循環，加強整個身體的新陳代謝的效果。

大家可以把踮腳尖想像成一個幫浦，在伸展運動中加上一個動力。所以當伸展運動讓身體的氣血水液循環更順暢時，踮腳尖就從下方再給予一個額外的輔助，使得整個循環能夠流動的更快速通暢。

好處2 改善水腫、瘦小腿

踮腳尖主要刺激的部位在於我們的足部，其實大家常忽略我們的雙腳一天要為我們做多少事情，乘載多少壓力，我們每一天幾乎都會使用足部，不論用多用少，就算只是單純在辦公桌前坐一整天，其實全身的血液、水液、廢物因為重力的關係，幾乎都會堆積在腿部，所以很多人往往到了下午或是晚上，會有腿部及足部腫脹沉重的感覺，也就是所謂的下半身水腫的現象。

水腫的情況更常出現在婦女、循環不良的人、需要久站久坐的職業（空姐、老師、坐在辦公桌前的上班族）等等，一到了最疲憊的晚上卻發現鞋子好像變緊，腳感覺到明顯的不舒服，甚至嚴重時會出現靜脈曲張、疼痛的症狀，而且往往會伴隨手腳容易冰冷和特別容易疲累倦怠的情形。

這時候按摩是非常好的解決辦法之一，但是常常這個時候大家經過一整天的工作勞累，更可能因為懶惰而提不起勁來好好為自己按摩舒緩。

所以踮腳尖就是這種情況下的好選擇，足部像是我們身體代謝水液的一個樞紐，當我們能夠給予適當的刺激，水液回流循環就能夠更順暢，踮腳尖同時可以刺激腳底、腳踝，還有小腿的肌群，用這三個動力來讓水液及代謝廢物能夠回流並排出體外，而不是在我們的下半身瘀滯堆積。

足部穴位對應

蹠腳尖按摩到腳底的五臟六腑的穴位。

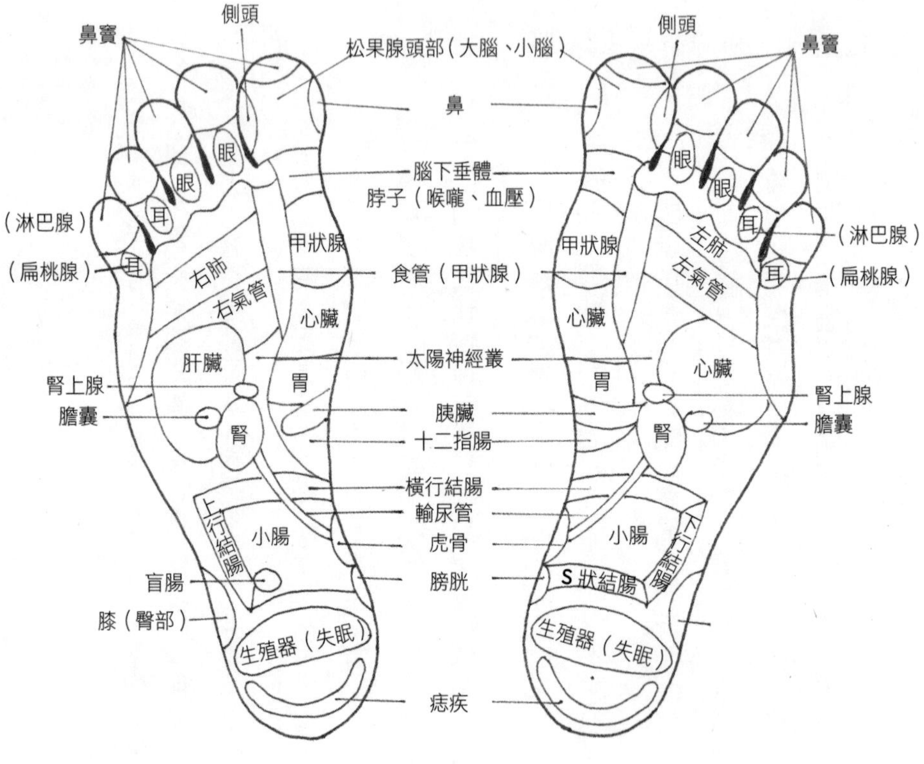

腿部穴位對應

三條陽面經絡調控胃、膽、膀胱三系統，三條陰面經絡調控脾、肝、腎三系統，踮腳尖可對這些穴位和經絡做按摩。

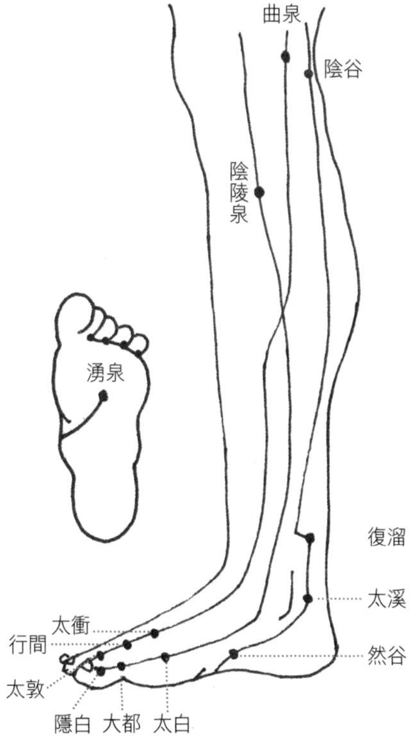

足三陰五輸穴

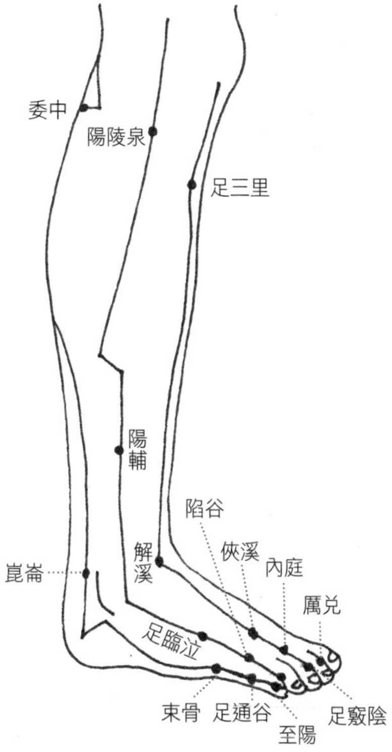

足三陽五輸穴

好處 3 按摩經絡和足底

兩小腿分布著三條陰面經絡與三條陽面經絡，腳底更布滿對應全身的穴位，踮腳尖可對這些經絡和穴位做按摩。

好處 4 靈活關節

對於較年長的長輩們來說，行動的能力會自然地漸漸下降，因為沒有年輕時期這麼頻繁地運用及活動，肌肉的強度會下降，骨骼不像以往堅實而有支撐力，肌腱的彈性不如以往，關節的活動度也會跟著下降。

但是也不可能要求長者做太劇烈的運動，這樣不僅沒有運動的正面效果，反而可能造成長輩受傷或是力不從心的情況發生。

這時候如果能夠每天適度地做伸展運動加上踮腳尖，除了能夠讓長輩平常不會用到的背部、腹部、大腿、臀部等大塊的肌群受到刺激，踮腳尖也能適度的強化小腿肌群，以及活化位於腳踝的阿基里斯腱，這塊肌腱的活化會使得長輩在行走時，能夠更加靈活，不會過度僵硬而造成不適。

所以應該多關心勸導家裡的長輩，不需要做太激烈的運動，每天輕鬆地做伸展運動加上踮腳尖，身體的循環會越來越好，氣色精神也自然就會越來越好，當精神好了，心情也會跟著愉悦，這樣一來長輩也更不容易因為情志方面的問題而生病。

總結

踮腳尖雖然看似是一個不起眼的、小小的而且隨時可以做到的動作，但是善加運用的話也能對我們的身體帶來很大的好處，只要多做這樣的一個小動作就能夠加強中醫一再強調的氣血運行的順暢，氣血運行流暢整個人的精神當然就更好。

所以在做伸展運動的同時，不要忘了踮踮腳尖。當然在平常的時候也要多踮腳尖活動活動。

第4章

加強伸展——提肛收縮

在做伸展運動的同時，我們還能做許多加強的小動作，一方面可以把伸展運動的成效加強，一方面這些小動作同時也具有各自的功效。

這一節要提到的延伸小動作非常重要，許多養生書或是報導都會提到的提肛收縮運動。

何謂提肛運動？

簡單的認識一下，什麼叫做提肛運動？

提肛運動，又稱為「凱格爾運動」（Kegel exercises）或是「骨盆底肌肉運動」，是由一位醫師凱格爾（Dr. Arnold Kegel）在西元一九四八年時所發明，而這個運動最初發明的目的其實是針對產後的尿失禁。

很多人生完小孩後，在打噴嚏、大笑，甚至用力提重物等需要突發用力的情況下，會有漏尿的狀況發生，在生活上會覺得相當的困擾與不便，而造成的原因是骨盆底肌群的鬆弛。所以在了解這個運動之前，我們先簡單瞭解骨盆底肌群大致上的構造。

骨盆底（pelvic floor）有別於我們一般印象中的骨盆，正常的骨盆是由堅硬的骨頭所包覆環繞著，可以保護骨盆腔內的器官及構造，但是骨盆底這個地方非常特別，因為這裡有我們人體許多通道的出口（包含肛門、尿道及女性的陰道），所以這個區域是沒有骨頭的，而是有許多層走向不同的肌肉所包覆，這些肌肉群就稱為骨盆底肌群，可以用來支撐子宮、直腸、膀胱等臟器。

但是當這些肌肉經過使用，或是因為歲月的增長，以及地心引力等作用，可能會變得疲勞、鬆弛，尤其是婦女經歷過分娩。分娩的過程對於這些肌肉的傷害更是難以想像，所以就會造成大小便失禁、臟器脫垂、性功能障礙等問題。

提肛運動的主要目的，就是針對這些肌群鬆弛出現的問題進行改善復健。現在則漸漸有些新觀念，認為可以在問題還沒出現之前就做提肛運動，平時加強鍛煉這部分的肌群，可以預防以上的問題，甚至有增進身體健康的功效。

提肛運動

提肛可以調節全身氣血循環順暢。

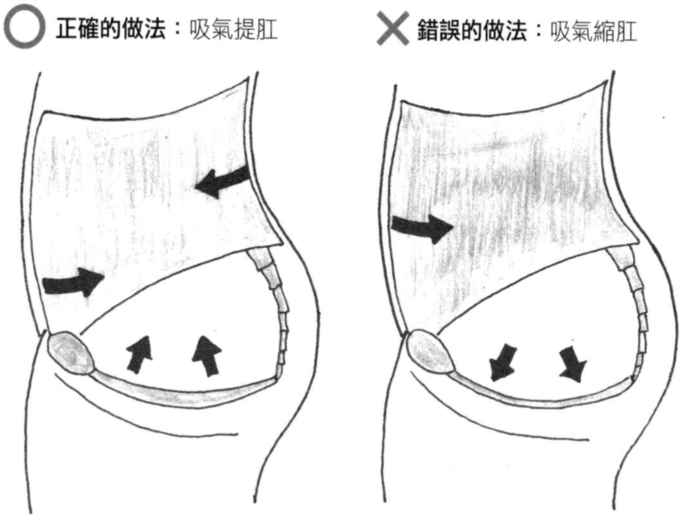

提肛運動怎麼做？

當初凱格爾醫師在設計提肛運動的時候其實有一套制式的運動，但是為了能夠隨時隨地、輕鬆容易地做這項運動，所以就用簡單的方式讓大家理解並且可以輕易實行。

一開始還不知道如何做提肛這個動作的人，可以先用一個非常簡單的動作體會提肛運動的感覺：當坐在馬桶上小便時，嘗試突然停止小便的動作，這種突然停尿的練習，可以讓一般人較容易感覺到「骨盆肌肉的收縮」，而且這個動作也可以讓大家先感受一下骨盆底肌群的位置及作用。

比較瞭解正確的感覺之後，就可以正式進入練習提肛運動：

◆ 基本上提肛運動的主要動作就是「縮肛」，跟剛剛提到的憋尿感覺類似，只要感受自己的骨盆底肌群有在收縮就可以了。

◆ 時間也不用太長，一次大約五秒左右，縮緊五秒之後再放鬆五秒。這樣重複的動作次數可以隨個人能負荷的量來調整，這就是最簡單的提肛動作。

而這裡要提倡的就是在做伸展運動的同時，可以加入提肛的動作。當伸展時覺得全身肌肉延伸繃緊用力，就可以在這時候做提肛運動。

提肛運動為什麼對身體有好處？

好處 1

強化骨盆腔肌肉群

從前面提到過的骨盆底肌群的功用，應該可以理解這些肌群對於調控身體中廢物（大小便）的代謝佔有多重要的地位。

而提肛運動最初的設計，就是鍛鍊運動時較不容易鍛鍊到的骨盆底肌群，強化這些肌群使肌肉不會因年紀或地心引力等問題而輕易地下垂鬆弛。

好處 2

讓氣血運行順暢

之前所著的養生書籍《養生十六宜》當中有特別強調提肛，書中提到孫思邈的「養生十三法」、乾隆皇帝奉行的「十常四勿」等等都有提肛的記載。還有氣功養生也很重視提肛這個動作，甚至加入氣功調息法當中，藉由提肛來讓氣的運行順暢。

好處 3 排泄順暢

肛門的位置在我們消化道的最末端，可以排除糞便以及控制排遺的作用，在中醫的名詞中肛門被稱為「粕門」，所謂的「粕」指的是「糟粕」，也就是經過所有的消化吸收過程之後無法被身體利用的廢物，所以肛門就是這些糟粕的出口。

另外肛門的功能與五臟六腑的運作密切相關，如果五臟六腑的功能失去正常，肛門控制排泄的功能也會受到影響；反過來說如果肛門的排泄順暢，五臟六腑的運轉也才流暢而不會出問題。

好處 4 促進全身經絡臟腑的氣血循環

從中醫的經絡理論來看，直接與肛門相關的就是走在我們背上的督脈。

督脈與走在我們腹部的任脈會合，形成一個大圓環，精氣可以藉由這個大圓環在身體裡流動不息。而我們的六條陽經（分別是手太陽小腸經、手陽明大腸經、手少陽三焦經、足太陽膀胱經、足陽明胃經、足少陽膽經）都跟督脈有聯繫；六條陰經（分別是手太陰肺經、手厥陰心包經、手少陰心經、足太陰脾經、足厥陰肝經、足少陰腎經）則都跟任脈有聯繫。

也就是說如果任督二脈的氣血能夠循環充盈，其他十二條正經的氣血自然能夠源源不絕，所以在《養生十六宜》當中有一句話：任督通則百脈皆通。

回到一開始的肛門位於督脈上這一點來看，肛門的功能正常與否會影響到督脈氣血的運行是否正常，更會影響到全身經絡臟腑的氣血循環。

所以如果我們能像一般的運動一樣，養成固定鍛鍊、進行提肛運動的習慣，不論對於肌群的強壯度，或是全身的氣血循環都會有良好又顯著的功效。

好處 5

強化男女生殖泌尿功能

提肛運動可以提升我們人體的陽氣，因為肛門位於督脈，提肛則讓督脈能夠正常發揮調節陽經氣血運行的功能，自然臟腑的功能也能正常運作。

除了提升陽氣以外，提肛還能提升「中氣」，中氣不足會發生什麼事呢？最常見的就是臟器下垂（比方說胃下垂、婦女常見的子宮下垂），還有精神萎靡，有些人常常看起來很累，提肛運動也可以提振精神。

由於提肛運動需要用到的是整個肛門以及陰部的肌肉，因此除了督脈，陰部也會跟著收縮，而陰部就有另一條任脈經過，這樣一來也能藉由任脈的帶動，使全身的氣機得到調節。在使用這些肌肉的過程中，肛門括約肌會強化，肌肉強化之後，肛門周圍的血液循環就會改善。

在便秘的預防和治療上，提肛運動也是一個被重視的方法。

《養生十六宜》當中也提到：當肛門規律地收縮，會刺激到腸壁上的感覺神經末梢，促進直腸的運動，長期進行此運動下來，能夠改變不正常的排便習慣，有效地改善便秘，跟便秘息息相關的痔瘡也可以配合飲食、生活習慣和提肛運動來治療。

陰部血液循環變好之後，男性可以緩解攝護腺腫大以及伴隨的尿失禁問題；女性切除子宮之後的排尿不暢也可以藉由提肛來預防。

當然提肛運動也能改善性功能，提升性生活品質。

提肛運動加上伸展操及踮腳尖

前面提到伸展操對於身體氣血循環如何改善，也提到如果在伸展操加上踮腳尖，就像從下方給予伸展操另一個動力。至於提肛運動，就像是為這整套動作再加上一個內部助力一般。

我們可以在伸展操及踮腳尖之餘，配合平穩的呼吸，再加上五秒一次的提肛運動，次數可以由個人決定，不要小看這五秒鐘的緊繃，其實這個動作需要精神專注力來幫忙執行。

伸展運動刺激到的是我們的背部、腹部、大塊肌肉以及在上面循行的經絡；而踮腳尖幫忙加強的是我們的小腿肌群、腳踝的跟腱、腳底的反射區，來增強水液的循環；最後加上提肛收縮，幫忙打開任、督兩條經脈的循環，也在提肛的同時把精氣心神收住，如此一來全身的氣血精都可以照顧到，整體形成一個完整的循環。

就像中醫最喜歡的太極圖形一樣，整個循環從頭到腳相連接起來之後，這個循環才能生生不息，順暢地一直走下去。

總結

提肛運動對我們的身體來說，其實是一個微小的動作，但是當熟練而且養成習慣之後，對身體卻有莫大的好處。

隨著年齡增加，現代人的毛病也越來越多，而因為醫學的進步，所以我們能擁有的時間也就越來越長，要怎麼樣才能讓我們的生活品質更好，是每個人都要學習的課題。

怎麼樣善待自己的身體非常重要，當然老化是每個人都要經過的路程，也無可避免，老化會讓身體許多機能下降、肌肉鬆弛、循環變弱、精神衰退，但是如果從現在開始就督促自己去做這些訓練，鍛練這些肌肉，對我們之後必須面臨到的問題一定會有很大的幫助。

現在的人們因為繁忙的生活，雖然心想對自己的身體好一點，但是往往因為運動太麻煩、場地的限制、零碎的時間不好運用等等理由，最後作罷。

這本書想提倡的就是不難做，也沒有太多時間及場所限制，但是卻有功效的運動。伸展操加上踮腳尖和提肛運動，都不是困難的動作，只要有心，持之以恆地保持這些良好習慣，漸漸地會發現身體越來越好，不容易感冒，氣色精神都變好，循環也變得活躍。

所有嚴重的大病，都是小習慣、小細節慢慢變成小病，小病又未得到緩解改善，最後慢慢累積起來。如果我們在生活中隨時隨地動一動，保持身體機能的活絡，就可以延緩或是預防這樣的情形，也希望大家在簡單的運動中，發現其實小動作也可以流流汗，讓手腳變暖和，心情變好，人變舒暢。

第5章

加強伸展——
促進淋巴循環
調整免疫力

人體有許多疾病的發生與免疫力低下有關，如感冒、腹瀉等，而大家避之唯恐不及的癌症其實也與免疫力有關。

說到免疫力，首先要認識的是我們人體的淋巴系統。

淋巴系統是由淋巴、淋巴管、淋巴結、淋巴器官等所構成，主要負責回收、過濾組織液及參與免疫反應。淋巴器官包含骨髓、胸腺、脾臟、扁桃腺……等等，骨髓中的幹細胞會分化出免疫細胞，當病原體（如：細菌、病毒、癌細胞等）入侵時，免疫細胞會大量增生，並聚集在淋巴結、脾臟、扁桃腺等淋巴器官，以清除病原體。因此當淋巴結腫大時，要特別注意是否受到感染或是體內有癌細胞的存在。

淋巴結在人體的分布相當廣，其中又以頸部、腋窩、鼠蹊部之密度最高。

很多健康相關書籍或報導會提倡按摩淋巴結來排毒，這是因為人體代謝時產生的廢物並不完全會由靜脈裡的血液帶走，而是一部分廢物會隨組織液滲出並進入淋巴循環；另外，會造成我們生病的病原體侵入粘膜或皮下組織

淋巴系統示意圖

伸展可按摩全身淋巴系統。淋巴結在人體分布很廣，以頸部、腋窩、鼠蹊部的密度最高。

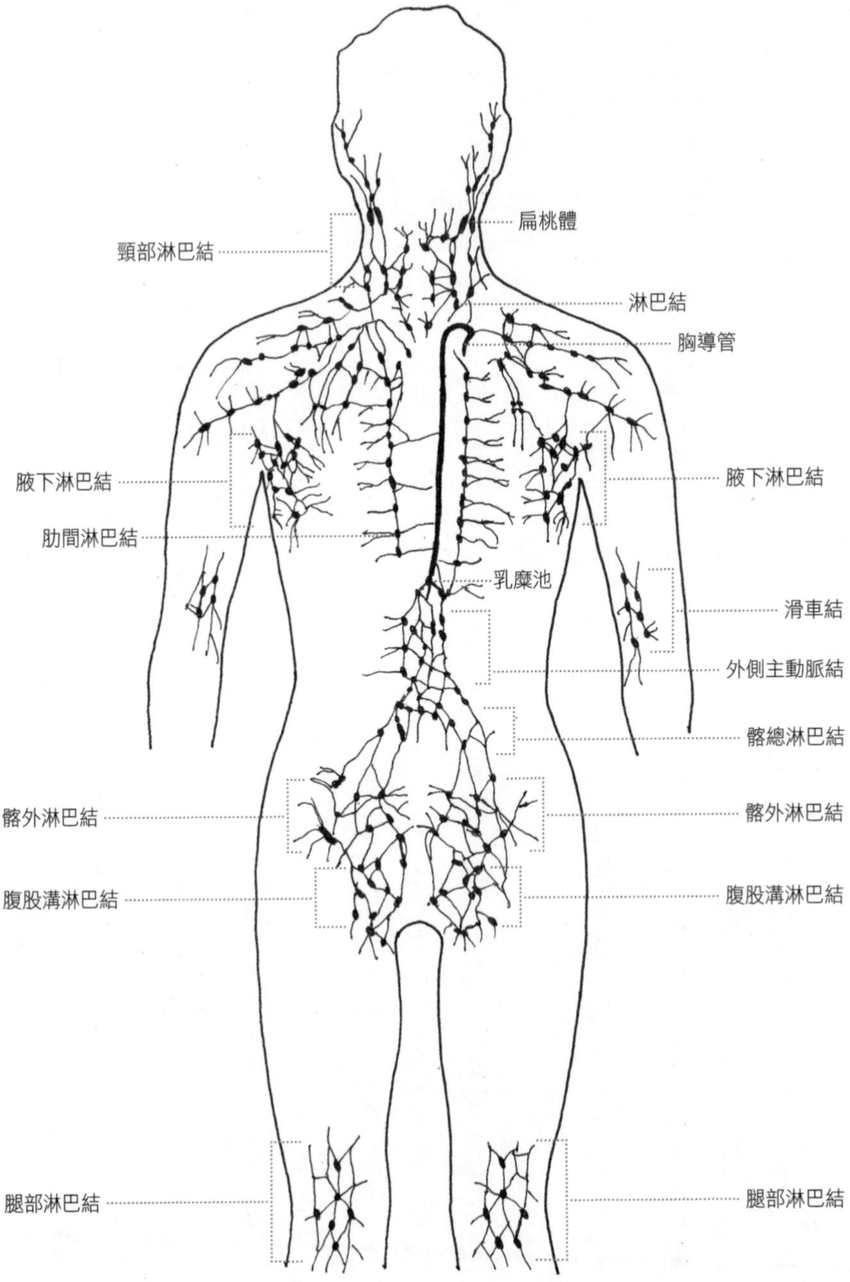

之後，也很容易經由微淋巴管進入淋巴循環，這時候就要透過淋巴結的過濾作用來清除。

經過過濾之後，這些淋巴液會匯流到比較大的淋巴管，最後再接到血管，回到血液循環系統。因為淋巴管本身管壁並沒有肥厚的肌肉可以自己收縮，因此必須借助外力（如：附近的骨骼肌收縮）來幫忙將淋巴往上送，這就是為什麼按摩淋巴結可以促進排毒。

伸展運動對淋巴系統造成的影響

伸展運動可以對淋巴結產生刺激，促進淋巴循環。

舉例來說，我們在做伸展運動時，手臂向上伸展，會感受到腋窩緊緊的，這時候其實就是在刺激位於腋窩的淋巴結，效果與按摩淋巴結類似，但會比較和緩，而且不費手指頭的力氣，是很好的保健方式。

另外，伸展運動也會應用到腹部的肌肉，對於調和脾胃有良好的效果，可以促進腸胃蠕動，同時腹部的淋巴結也會受到刺激，增進腸胃系統的健康，腸胃系統穩健，對於一些消化系統方面的病症或是癌症，當然也會有比較好的預防或是對抗的作用。

伸展運動與調節全身氣機

對現代醫學來說，癌症的治療仍舊是一大挑戰，除了藉由化療、放射線治療、手術等方式移除惡性腫瘤，增加人體自身的免疫力也是現在治療癌症的一大目標。

近幾十年來，現代醫學常結合中醫或是輔助替代療法來治療癌症。

輔助替代療法非常多元，包含免疫療法、溫熱療法、氣功療法⋯等等，其中溫熱療法與氣功療法共通的治療原理是提高身體溫度，增加神經系統的活性，同時提高人體免疫力。

氣功療法除了可提高身體溫度外，對人體還有許多正面的影響，且與伸展運動有著密不可分的關係。

氣功是自古流傳下來的養生方式，已有幾千年的歷史，以往我們只知道氣功可調節全身氣機，強健體魄，卻缺乏科學數據來佐證，直到近幾十年來才有學者對氣功進行大規模的研究。

研究指出，人體在練氣功時會進入「氣功態」，此時體內的血液會重新分配，同時會促使血管擴張，單位血流量增加，使得手掌及臉部的溫度上升。另外，有些學者也在一些穴位測到低頻的震波，這顯示在練氣功時，身體的穴位受到刺激，會使周圍空氣產生震動，少數對於感傳特別敏銳的「經絡敏感人」甚至可以感受到氣沿著某條經絡傳導。

當氣傳到腹部時，也會刺激腸胃蠕動，對於消化系統及循環系統有顯著的效果。

台大校長李嗣涔教授也對氣功做了一系列的研究。實驗發現在練氣功時人體的腦波也會改變，當練到一定的層次之後，腦波會由原本較活躍的狀態轉為平靜，有點類似佛家「入定」的狀態。

這時候，雖然大腦有一部分的活動會被抑制，但負責調節內臟和內分泌活動的下視丘，以及生命中樞——腦幹，反而會比平時更為活躍，可以調控自律神經，使我們的身體處於「大腦靜，內臟動」的狀態。

為什麼要介紹氣功呢？因為氣功裡面有一套功法為「八段錦」，其起源難以考究，但根據記載，八段錦在北宋就已經流傳於世。

八段錦包含了八個動作，在做的同時要調身、調心、調息，其中第一式為「雙手托天理三焦」，而伸展運動便是由此衍伸而來。

在伸展運動當中，有一個核心動作是將兩手交扣、翻掌向上延伸，這也是「雙手托天理三焦」強調的重點之一。這個動作可以將氣往上帶，調節上、中、下三焦的氣機，使氣血可以灌注全身，緩解胸悶、消化不良、便秘等症狀，同時還可以刺激手部的穴位。

通過手部的經絡

手心三條陰面經絡，調控肺、包心、心三系統。

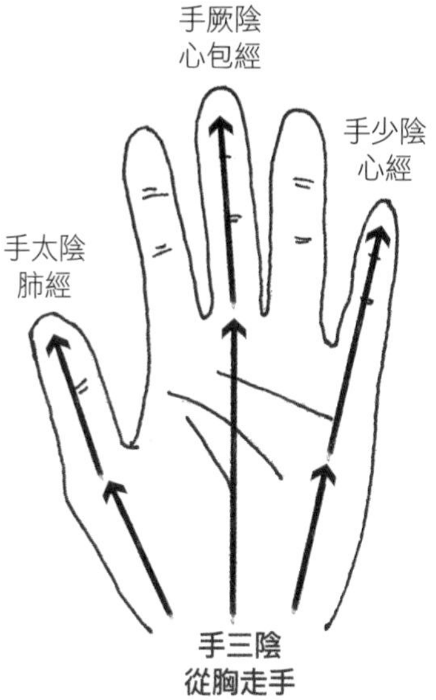

左手手心

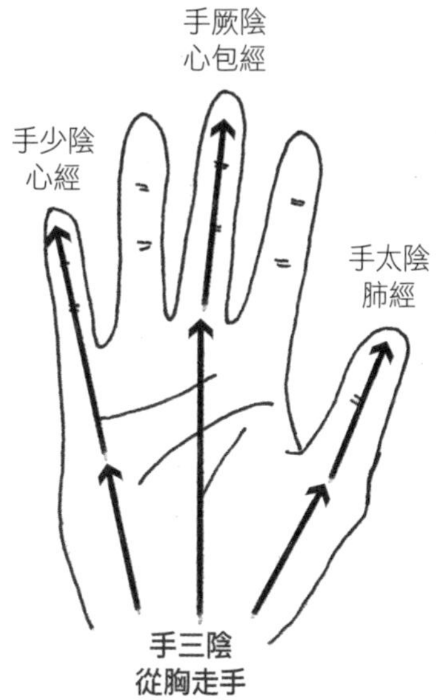

右手手心

手背三條陽面經絡，調控大腸、三焦、小腸三系統。

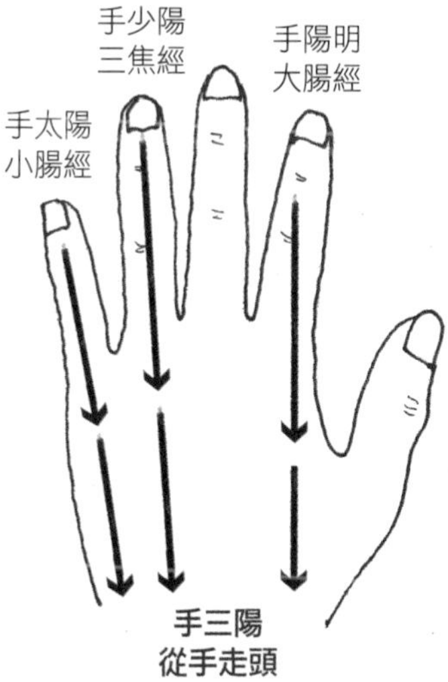

左手手背

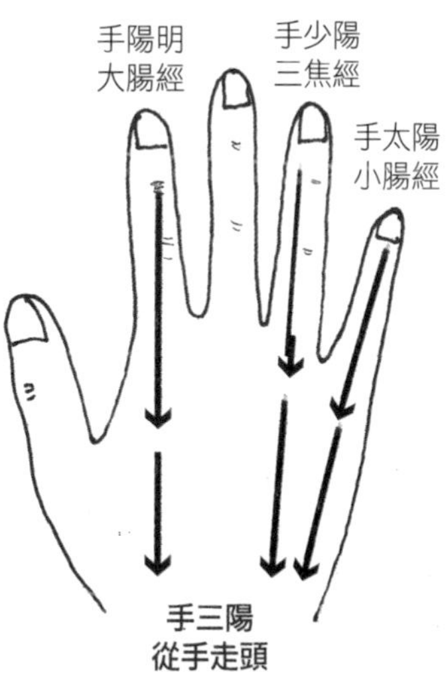

右手手背

三焦經的構造

分布在全身的五臟六腑，調節循環、免疫系統。

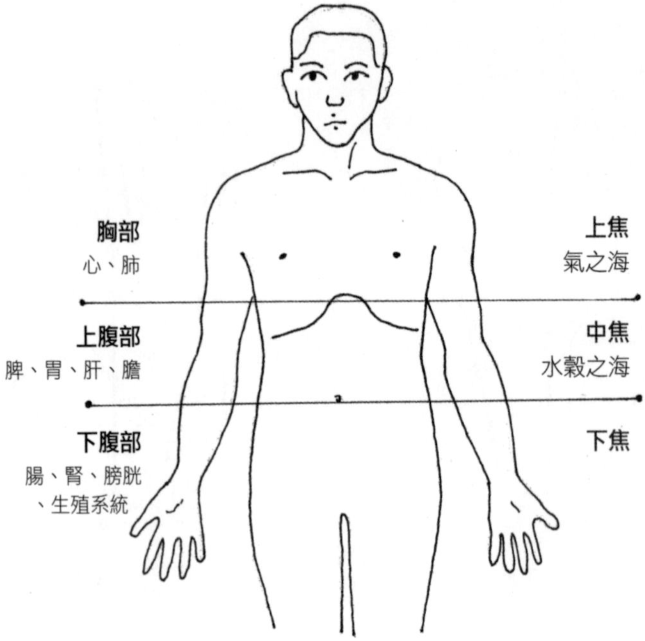

人體有六條經絡會經過雙手，走到十指末端，加上經絡之間彼此的經氣會互相連通，所以透過刺激手部的穴位也可以保養五臟六腑，達到養生的目的。

看到這裡，也許有些人會產生一個疑問，「三焦」究竟代表什麼呢？

中醫理論中，有一個學說稱為「藏象學說」，將我們人體的軀幹劃分成三個部位，稱為上焦、中焦、下焦。

手少陽三焦經

分布在全身的膜狀物質，調節循環、免疫系統。

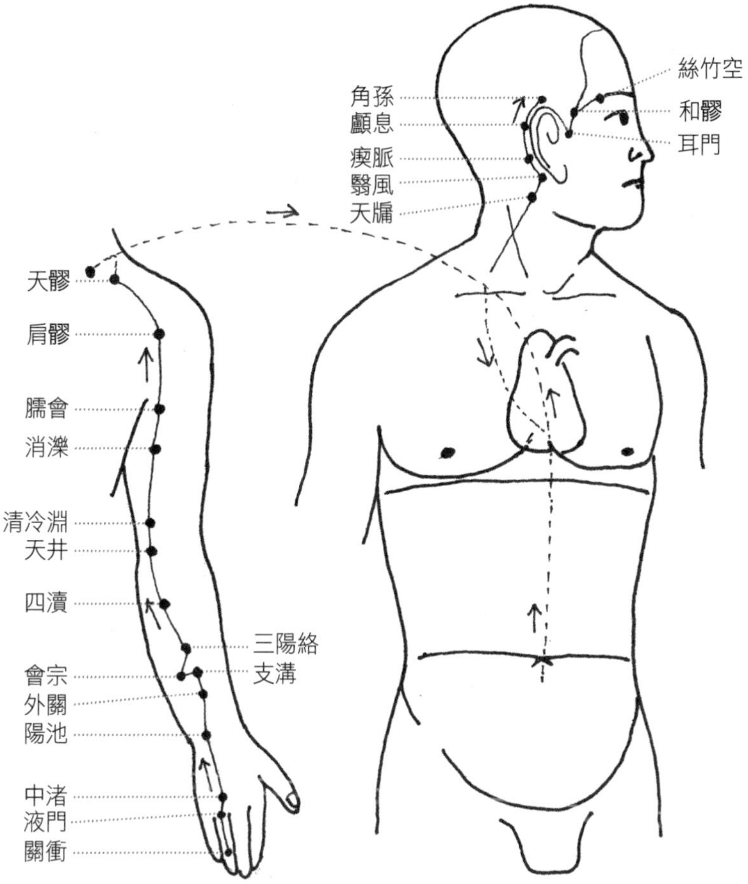

如果要對應至西醫的解剖構造，上焦最主要的器官是心、肺，中焦以消化系統（肝、膽、脾、胃）為主，下焦則是以生殖泌尿系統為主，包含腎、膀胱等構造。

三焦的主要功能是運行原氣、營養物質及水液代謝，如《難經．三十一難》所記載：「三焦者，水穀之道路，氣之所終始也。」又如《素問．靈蘭秘典論》所說：「三焦者，決瀆之官，水道出焉。」

由此可見，三焦對人體而言扮演了至關重要的角色，負責統籌全身氣機，調節五臟六腑。三焦所對應的經絡是手少陽三焦經，有些學者會認為三焦經可視為西醫的內分泌及淋巴系統。

簡單來說，如果三焦經的氣血運行通暢，能有助於內分泌系統的平衡，淋巴系統也能維持正常生理功能，所以對於增加人體免疫力有良好的效果。

總結

中醫有一句話是「上醫治未病」，意思是一個好的醫生在疾病發生之前就能看出潛在的病因，並將其消除。

伸展運動強調的就是類似的觀念：平時就養成做伸展運動的習慣，維持身體的氣機通暢，調和五臟六腑，使我們的身體可以維持在正氣充足的狀態，自然不容易生病。

另外，在做伸展運動時，若能加入氣功的基本要件──調身、調心、調息，除了可以調節氣機、疏筋通絡，還能達到「養氣」的效果，所以伸展運動可以說是「百益而無一害」，利用輕鬆、和緩的伸展運動來保健強身，人人都可以是自己的良醫。

第6章

加強伸展——全身瘦身

現代人的文明病越來越多，其中一個困擾無數人的文明病，就是肥胖。

針對肥胖的問題，現在的解決方法也是百百種，不論從吃的健康食品、甚至藥物、各種運動的小撇步、節食或是手術等激烈的手段，大家想達成的目的都是變瘦、變好看，卻也常常賠上健康，更可怕的是激烈的手段往往復胖得也更快，就是俗稱的「溜溜球效應」。復胖之後，因為覺得前功盡棄，過去的努力都消失了，所以更加自暴自棄，陷入惡性循環。

運動當然是塑身最好的方式，無庸置疑，如果能養成健身運動的習慣，自然是最佳選擇。

但是對於很多忙碌的人們來說，空出時間來運動可以說是奢侈，工作一天之後回到家休息都來不及了，怎麼會有多餘的精力來好好的做運動呢？

另外，對於做劇烈運動會有困難的族群，如長輩、受過傷的人等等，可能在做完這些運動之後就先受傷或是不舒服了，根本無法享受到運動帶來的好處及喜悅。

於是針對這樣子的人們，這本書設計的這一套動作就非常適合，不用太多的時間，也不需要太複雜的場地，也不需要輔助工具，平常看電視或是閒來無事時就可以做這些動作，達到健康及塑身兩者兼具的成效。

想塑身，就先養成正確的塑身觀念

各種的塑身運動，其實嚴格來說沒有辦法達到真正的「局部塑身」效果。想要局部變瘦的大前提是整個人必須要變瘦，也就是說我們必須讓全身的循環代謝都提高，接下來行有餘力再加強鍛煉某些部位的肌肉。

另一個很重要的概念是：女生們千萬不要把肌肉想成自己的敵人。本書裡提到的肌肉，都不是指在健美先生身上看到的那種劇烈隆起的大塊肌肉，而是我們身上原本就存在，只是默默被忽略而不去使用的肌群。

肌肉的功能非常重要也非常多，對於塑身來說，最重要的就是肌肉的「代謝能力」。相較於脂肪，肌肉能夠在運作時產熱，甚至可以幫忙多餘的脂肪組織燃燒。

想像一下，脂肪組織就像是身體裡堆積的燃料，燃料的存在是必須的，我們平時攝取的營養有一部分就是為了儲存燃料，讓身體調節使用，但是當攝取的營養過剩，或是不均衡時，就會出現多餘的燃料無法消耗而堆積在身體裡的情況，形成所謂的肥胖。

在單純只有燃料的情況下，身體是無法自行把燃料消耗掉的，必須藉由燃燒的動作，這時候肌肉的運作就是提供身體燃燒的這股動力，肌肉正常運用才能消耗掉這些脂肪及代謝廢物。

很多想減肥的人最喜歡使用的方式就是節食，而節食就是直接減少燃料的堆積，因為攝取的東西變少了，所以一開始節食對於減肥會非常有效果，如果是激烈的節食，可能短時間內就可以減掉三、五公斤。

但是當我們純粹只有節食而不做其他輔助的運動，身體的機制會為了生存，更努力地儲存僅有的能量，把這些營養通通累積成脂肪組織，時間一久，肌肉因為沒有能量來源所以消瘦了，脂肪卻累積在體內，更可怕的是因為肌肉的萎縮，身體的代謝會大大地降低，導致我們更不容易消耗這些脂肪。

就這樣又是一個惡性循環的產生，很多用節食減肥的人，外表看起來的確是纖細瘦弱，但是其實身體裡剩下的都是脂肪，這樣的人容易疲倦、精神不好、容易生病，也因為節食帶來情緒壓力，心情常會低落，如果今天一不小心多吃一點，就戰戰兢兢，這樣的罪惡感更會覺得很痛苦。

所以非常重要的一點：如果想要長久的塑身，吃的東西當然是很重要，必須要吃對的、健康的食物，但是更重要的是維持身上肌肉的強度，保持身體的機能能夠正常運轉，提高整體的代謝力。

很多減肥的專家會提到：肌肉像是我們的天然馬甲。

就像前面提到的觀念，肌肉可以幫助我們把骨頭固定在正確的位置，骨頭不歪斜，身體機能自然就正常。所以訓練身上的肌肉，讓肌肉能發揮這個功能，是伸展運動的重點。

肌肉訓練的另一個好處，就是不用太擔心吃進去的東西身體會消耗代謝不了。肌肉發達強壯之後，人體的整體代謝率也就會相對提高，當代謝率提高時，即使不小心吃多了，只要多活動一下，肌肉自然會幫忙消耗掉多餘的東西。

伸展運動對於各個身體部位的塑身效果

◆ 維持正確的頭頸位置，告別雙下巴及粗脖子。
◆ 用力延伸，跟難瘦的粗手臂蝴蝶袖說掰掰。
◆ 伸展運動還給你年輕時代的腰身。
◆ 配合正確的呼吸方式，告別惱人小腹。

◆脊椎矯正，再也沒有虎背熊腰。
◆矯正骨盆，拒絕馬鞍臀和下垂大屁股。
◆難鍛鍊的大腿肌群。
◆踮腳尖，纖細小腿及腳踝。

效果 1

恢復下巴線條，脖子纖細有力

一．做伸展運動的第一步，要保持頭部和頸部自然放鬆，保持自然呼吸，但是重點是要收下巴，自然地放鬆肩膀，不要聳肩。

二．這時候應該可以感受到頸部連接到肩膀的部位好像有點瘦瘦的，被拉扯的感覺，如果是長期有不良習慣，總是聳肩的人可以更明顯地感受到這種拉扯感。

三．大概經過兩至三個自然的呼吸之後，就可以慢慢地將左右兩手往頭的上方延伸。

收下巴示意圖

可牽引頭部肌肉和頸椎回歸正確位置。

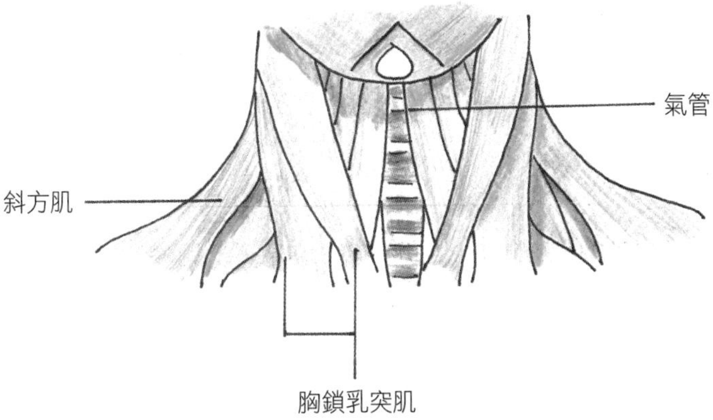

頸部正面肌肉

側面收下巴

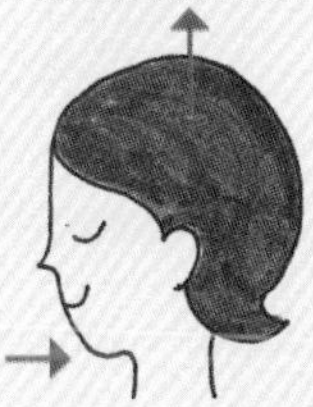

一開始練習時可以看著鏡子，注意下巴不要因為手臂的延伸，就抬高或是過於用力，整個運動過程中一樣要保持收下巴的動作。
現代人大多是低頭族，久而久之，下巴會出現像是雙下巴一樣的痕跡，脖子也會容易產生皺紋，正確的收下巴動作可以讓下巴和脖子這裡的肌肉得到伸展放鬆，改善雙下巴和脖子的細紋。

TIPS

如何檢查自己的收下巴動作正不正確呢？

看鏡子時，如果收下巴收得太多，鏡子裡的自己反而出現雙下巴的話，就是NG 的喔！要保持在一個可以自然呼吸，甚至還可以對鏡子中的自己微微笑的狀態是最好的。相反來説，如果因為手臂用力，頭跟著抬高，脖子往後仰露出太多，甚至出現緊繃感的話，也是不對的。
伸展運動在進行的時候，要隨時檢查自己的狀態，是不是最舒適的，舒服但是保有一點點肌肉的緊張感才是最正確的。
全程收下巴，保持脖子的正確位置，能夠幫助我們的下巴線條恢復，脖子纖細有力。

肩膀示意圖

可伸展肩部多處肌肉群。

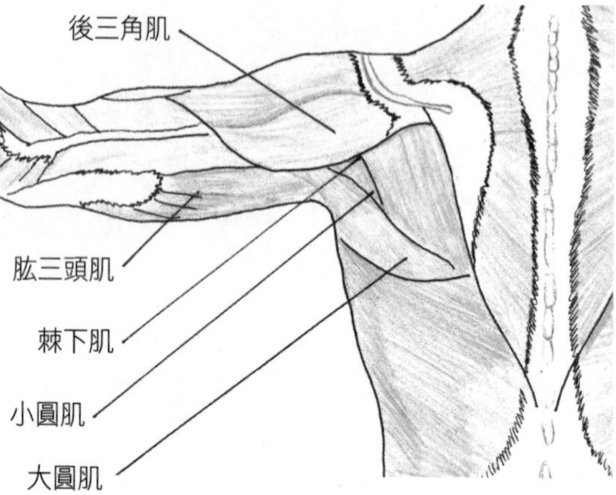

效果 2

減掉蝴蝶袖

手臂的延伸是伸展運動的一個大重點。

一般人在活動的時候，手臂最常被使用的部分，除了前臂的肌肉之外，可能還會使用到肱二頭肌。

人體上手臂主要是由兩個肌群所構成，分別是位於上臂前方的肱二頭肌，和位於後方的肱三頭肌。平常維持良好運動習慣的人，手臂彎曲時可能會看到明顯的肱二頭肌肌肉線條；有健身運動習慣的人，可以因為特別的訓練，所以鍛鍊到肱三頭肌的部分。

手臂最常令人苦惱的主角，就是肱三頭肌。

因為這塊肌肉位於上手臂後方，而平常的活動大部分都需要手臂稍微彎曲來進行，所以不太常會用到這個部位，肱三頭肌主要的功能是幫助手臂打直，大家可以試試用力地將手臂伸直，這時候可以感受到後方的肱三頭肌有緊繃感，偏偏一般人很少有機會做一直讓手臂打直的活動。

也因為缺乏有效的鍛鍊，很多人，特別是女生，可能會更在意這個部位，到了一定的年紀之後，代謝力下降，脂肪就會堆積在手臂的後側，鬆弛的手臂形成所謂的「蝴蝶袖」、「掰掰肉」，蝴蝶袖形成之後會非常不容易消除，必須要靠持之以恆的鍛鍊來減掉這一塊的贅肉。

一．伸展運動中，要將兩手延伸到頭頂上方，可以在頭頂上方交握翻掌，幫助維持向上延伸這個姿勢，手臂可以盡力地伸直。如果是有五十肩的民眾，或是手臂要舉起來有困難的人，要量力而為，不要一次勉強地想要舉到最高點，因為有可能會導致受傷，應該在配合平穩的呼吸之後，手臂慢慢地拉伸，拉伸到個人可以接受的程度即可。

二．做這個動作時，注意千萬不要聳肩，一定要保持肩膀放鬆，一樣可以先看著鏡子檢視自己的動作正不正確。肩膀放鬆的情況下，才能確保手臂向上延伸的這個動作是真的藉由手臂肌群的力量，而不是聳肩來達成。

三．正確的姿勢下，應該要感受到肱二頭肌微微地繃緊，以及平常不常使用的肱三頭肌被延展的酸感，這時候前面説的收下巴也要注意姿勢不要跑掉。

對自己的手臂沒有自信的人平常可以多做這一套動作，不一定要站著做整套伸展運動，比如坐在辦公桌前的上班族，坐太久肩頸酸痛的時候，就可以拉起手臂，像平常的伸懶腰一樣簡單的做半套的伸展操。

這時可以刺激手臂肌群，也鍛鍊下巴與頸部線條，精神也會更好。

延伸手臂的同時還可以刺激腋下的淋巴結，淋巴的循環順暢之後，就能讓長年堆積在手臂附近的老舊代謝廢物被加速代謝掉。

蝴蝶袖的困擾常讓許多人沒有自信穿短袖或無袖的衣服，沒辦法露出手臂感到自卑，多做伸展操之後，除了會感覺到上半身漸漸變得纖細，手臂肩膀也會變得靈活，長期有肩膀僵硬困擾的人更要試一試，久了之後會發覺疼痛的情形得到緩解及改善。

◆**小提醒**

進行伸展動作的時間不需要太長，感受到肩膀和手臂的部分溫溫熱熱的，表示這部分的肌肉已經得到刺激與活化，如果已經開始感覺到手臂因為舉高而產生麻感，就應該適度放下來休息，這時需要休息過後，再準備做下一次的動作。

效果 3 遠離水桶腰

大部分的人進入中年之後，飲食習慣不良或是因為不常運動，脂肪及贅肉會漸漸在腰上堆積，形成「水桶腰」，如此一來不僅視覺上不美觀，穿衣服褲子可能緊緊卡卡，更重要的是腰身的膨脹可能代表健康的警訊。

我國的國健署曾表示，腰圍不僅能反映腹部肥胖的多寡，也是判斷代謝症候群（肥胖也是代謝症候群的一種）、心血管疾病罹患機率的一種方法。

腹部肥胖的人當中，有百分之五十的機率可能會罹患代謝症候群，如果再加上有血壓異常的因子，罹患代謝症候群的機率更是高達百分之七十五。而代謝症候群的人，未來會罹患糖尿病、高血壓、高血脂症、心臟病及腦中風的機率，分別為一般人的六倍、四倍、三倍及兩倍。換言之，腰身膨脹可能會造成罹患慢性病風險大幅提升。

不幸的是，因為現在生活習慣還有飲食習慣的改變，國人的腰圍有逐漸增加的趨勢。代表國人平常太習慣大魚大肉的高油、高鹽、高糖分飲食，更沒有良好的運動習慣。

如果腰部的脂肪堆積過多，也會造成前面所說的腰椎過度負荷，所以中年之後，椎間盤突出的機率也同時跟著大幅增加。

伸展運動可以有效加強肌肉代謝，纖細腰身。在雙手手臂向上帶動時，為了保持呼吸，肋骨下方的肌群以及側邊腰身的肌肉應該會跟著拉緊，漸漸產生痠的感覺。

在痠痠的感覺之下，記得一樣要保持呼吸的平穩，看著鏡子裡的自己，想像腰身越來越往內縮的樣子，要有耐心和毅力來維持這個動作。

一開始做的時候可能會覺得痠痛，如果做的次數較多次，可能到了隔天還會覺得側腰痠痠的，這是代表已經開始正確的使用平常沒有用到的這些肌肉了。

另外步驟有一個小重點：不要因為用力延伸，所以讓肋骨還有上腹向前凸出。

所有的動作都要想像好像有一條線把你整個人往上提一樣，全身要維持在中線上，不可以向前或向後突出，因為如果肋骨前凸，要拉直脊椎矯正身體的力氣就會被分散掉，反而達不到最佳的效果。

效果 4

擺脫小腹突出

除了上述的腰身膨脹，小腹也是一個很令人困擾的部位。

小腹肥胖的形成可能跟很多原因有關，除了飲食的不節制、缺乏運動，現在年輕人喜歡喝冷飲、吃冰食，也容易造成小腹肥胖。冰冷的東西進入我們的身體之後，就像烤肉時把冰水澆在炭火上一樣，會迅速降低身體內部的溫度，也一併降低了代謝和循環。時間一久，因為代謝下降，許多廢物就開始淤滯，堆積在小腹的部位。

又因為很多人的坐姿不良，坐的時候喜歡彎腰駝背，大家可以檢視一下坐下的時候是不是小腹的肉會更往前突出許多？如果會的話可能也代表你的坐姿已經不正確了，這樣的坐姿會讓小腹更加突出。我們的身體會有「記憶」

的特性，也就是說你平常把身體擺放成什麼樣子，久而久之身體就會慢慢變成那樣子的型態，所以維持正確的姿勢非常重要。

很多人因為平常的習慣，肌肉已經習慣那樣的施力，稍微不注意，姿勢又回復成彎腰駝背的樣子，小腹又會再度突出。

這時候第一個要做的事情就是訓練「核心肌群」。

核心肌群，也有人會把它叫做「人體的天然鐵衣」。

這個肌群又可再細分為外核心和內核心，外核心就是一般人所熟知的位於表淺的核心肌群，包含在腹部的腹直肌、腹外斜肌、腹內斜肌等等，主要負責控制人體向前彎曲、側屈或是旋轉的動作；內核心可以想成是位於比較深層位置，在表淺肌群下方的肌群，由腹橫肌和背部的多裂肌所構成，主要負責固定脊椎，穩定軀幹。

以下簡單介紹一下這個對我們人體非常重要的肌群。

外核心肌群

負責控制人體向前彎曲、側屈或旋轉的動作。

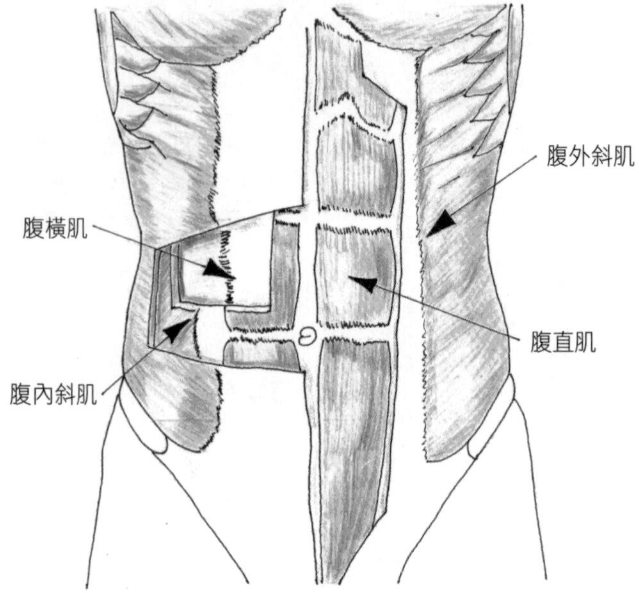

◆外核心

・**腹直肌**：位於腹部最淺層的肌肉，也就是一般男性嚮往的「巧克力腹肌」所在的位置，主要負責控制人體向前彎曲的動作。有趣且值得一提的是，很多人會追求健身之後出現的六塊腹肌或八塊腹肌，這些腹肌的「塊數」其實是先天就決定好的，有些人天生的肌肉形狀就分為六塊，有些人就是八塊，並不會因為我們拼命鍛鍊六塊就變八塊。

・**腹外斜肌：**屬於第二淺層的肌肉，主要負責身體側屈及旋轉的動作。

・**腹內斜肌：**屬於第二深層的肌肉，即「人魚線」所在的位置，跟腹外斜肌一樣是負責身體側屈及旋轉的動作。

腹外斜肌和腹內斜肌都可輔助腹直肌做彎曲身體的動作（例如仰臥起坐），但兩者的肌肉走向剛好相反：腹外斜肌的走向即手插口袋的方向（正V字型），腹內斜肌的走向與腹外斜肌的走向約呈九十度交叉（倒V字型）。

◆內核心

・**腹橫肌：**是位於腹部最深層的核心肌群，對一般人而言可能不常接觸，但對人體來說卻非常重要。腹橫肌起於我們的腰椎和下幾對的肋骨，並會延伸至骨盆腔的位置，簡單來說腹橫肌像一個束腹包覆著人體腰部，對於穩定脊椎扮演著非常重要的角色。若是腹橫肌肌力不足，無法支撐住軀幹，往往會產生「駝背」的現象。駝背時背部肌群持續緊縮，長時間下來就有可能產生「下背痛」的症狀。另外，腹橫肌收縮會增加腹腔內壓力，以協

腹橫肌

腹橫肌就像束腹，包覆著人體的腰部，當這個部位的肌力不足，會產生駝背的現象。

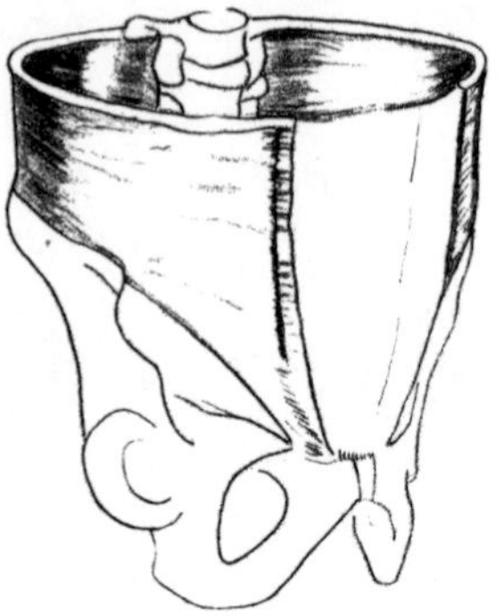

助排便、咳嗽等動作，並可刺激腸胃道蠕動，因此可預防便秘的發生。

一般大家比較常做的重量訓練是，以外核心的訓練為主，而內核心（也就是腹橫肌）最好的訓練方式為「腹式呼吸」。

所以這裡強調的是做伸展運動時，可以同時配合腹式呼吸，就可同時訓練到外核心和內核心的肌群。

和前面提到美化手臂線條的原理一樣，在做向上延伸的動作時，腹部肌肉會被拉長，因此腹直肌的線條會變得較為明顯。再者，搭配「腹式呼吸」可訓練到腹橫肌，除了增加脊椎的穩定度以外，還會刺激腸胃蠕動，因此腹部脂肪就會比較不容易堆積。

做伸展運動時，因為可以訓練腹部的核心肌群，時間久了之後，會發現腹部核心變得強壯，除了可以消除堆積的腹部脂肪，核心肌群更可以扮演推動腹部代謝的角色，腹部代謝的能力恢復之後，許多問題也會跟著得到改善。

有些女生在生理期常會因為身體體質太過虛寒、循環不佳導致經痛，如果平常可以多做伸展操，不僅腹部、腰部會越來越纖細，寒性經痛的問題也可以得到舒緩（因為肌群恢復應該有的作用，就好像在小腹放一個暖暖包，可以隨時溫暖我們的小腹以及內部的臟器）。

核心肌群鍛鍊成功之後，就會像隨時穿著塑身衣一樣。很多因為生產完腹部鬆弛的婦女會長期穿塑身衣，被動性地把肉包覆在一個位置，有一個固定的作用。

伸展運動等於是讓身體自發性地形成肌肉塑身衣，習慣之後，因為肌肉的強健，會自動提供一個力量讓我們能夠挺直腰桿，姿勢就能得到良好的矯正，姿勢正確了之後，很多因為身體歪斜的毛病也會跟著消失。

效果5

美化背部線條

一般人可能會有意識地用到身體前方的肌肉，比如健身或運動可能會做的仰臥起坐等等，但是背部肌肉卻比較難運用到。

背部的核心肌群，主要有前面提到的多裂肌和脊椎兩旁的豎脊肌，多裂肌是位於深層的核心肌群，特點是短、小、薄，與脊椎相連，所以可以維持脊椎的穩定性；豎脊肌則是淺層的核心肌群，特點是長、大塊，可以負責身體的前屈、後仰、左右扭轉等動作。

如果豎脊肌不夠強健可能會產生的問題有什麼呢？

最常見的就是有些人可能會莫名出現下背痛、腰痛。因為背部肌肉太薄弱，會導致必須用錯誤的地方來施力，以維持站姿坐姿，這樣一來，骨盆和脊椎都會因為錯誤的力量而開始產生歪斜，廢物也會開始堆積在歪斜的地方，一旦廢物堆積，身體循環就這樣下降了，回到之前一再強調的代謝力下降的惡性循環，造成身體的酸痛。

這時候就必須要適度強化位於背部的核心肌群，這些肌肉強健之後，可以從背後有效的拉直我們的身體，減少腰酸背痛的情況發生。

伸展運動在拉伸時，應該要可以感受到前方腹部的肌肉被拉緊，而後方背部的肌肉也同時在拉長且稍微緊繃的狀態，這時候配合呼吸可以得到更好的效果，而呼吸時間的長短、快慢可依個人能接受的範圍來調整（一般來說，呼吸越深、越慢，效果越好）。

當後背的肌肉得到良好訓練，自然就會開始幫我們代謝後背堆積的脂肪，困擾的虎背熊腰就會逐漸消失，而且因為豎脊肌就是維持人類直立動作的重要肌群強化之後，就能輕鬆的以正確的姿勢來保持直立，而不會覺得要

臀部肌肉示意圖

伸展大部分的臀部肌肉群。

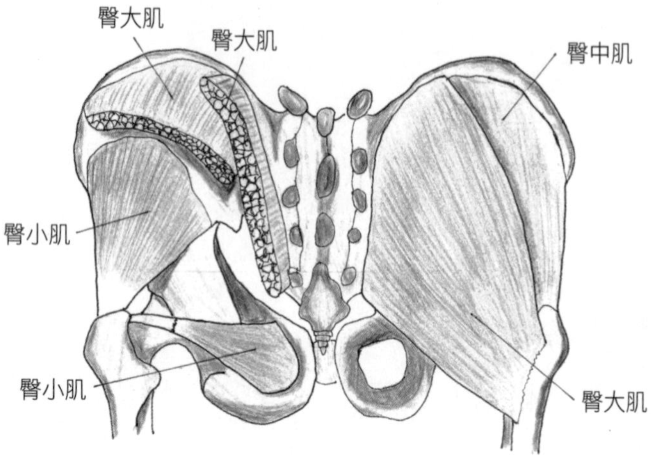

「站好」是一件這麼疲累要花力氣的事情。

站好變得輕鬆，體態也會跟著得到改善，漸漸地姿態美好的背影就會出現了。

效果 6 緊實臀部肌肉

瘦身的難纏敵人之一應該也包含了臀部。

久坐、不運動、愛吃高油高鹽高糖的食物、喝冷飲，都會造成臀部一直堆積脂肪，偏偏臀部的肌肉又是屬於比較大塊的肌群，想要改善這些肌肉的形態就是更難的事情。

雕塑臀部之前，要先來認識決定臀部形狀的骨架：骨盆。

骨盆，顧名思義就像一個盆子一樣，環繞著骨盆腔裡面的構造，提供保護跟支撐的作用。

但是因為骨盆構造的關係，再加上現在大家都很習慣長時間久坐、翹腳、站三七步等不正確的姿勢，骨盆也非常容易產生歪斜，當骨盆歪斜時，就跟身上所有的骨頭歪斜的道理一樣：廢物會開始堆積，肌肉的走向被影響而開始不正常，循環代謝開始下降，人也會感覺到疲倦，精神不佳，手腳容易冰冷等問題出現。

很多人因為骨盆歪斜，也會產生小腹越來越大，大腿開始變粗，臀部下垂、外擴，不僅外表上不美觀，身體的健康也會受到影響。

大家不妨自我觀察：會不會一到了下午開始左右邊鞋子不一樣緊？或是褲子、裙子穿著穿著開始歪一邊？或著大腿根部突出來的骨頭——大轉子位置左右兩邊不一樣？

如果有也不用太驚慌，其實現代人骨盆歪斜真的非常常見，只要沒有嚴重到會疼痛或是影響生活的程度，基本上都可以慢慢用姿勢矯正及運動來改善，當然如果有太嚴重的情形，還是要去醫院檢查，尋求醫生的協助。

伸展運動在前面已經完成上半身的姿勢了，接下來就是下半身，配合踮腳尖的動作。在踮腳尖時，骨盆要保持正的姿勢，不應該有前傾、後仰或是站不穩的情況，如果有上述狀況發生可以先把腳跟放下來，調整呼吸再重新緩緩踮起腳尖。

這時候重點要專注在臀部肌肉的部分，臀部應該要施力，穩定整個下半身的姿勢，對著鏡子檢查自己有沒有臀部左右邊高低不同的狀況，並且做調整。可以感受到臀部的肌肉在用力把骨盆提起來，並且會有微微的酸感，臀部施力的方式是有意識地向中央夾緊縮起臀部的肌肉，第一次做的人可能不太習慣，可以多做幾次熟悉臀部用力的方式。

多數人的生活習慣會導致骨盆外擴，連帶骨盆周圍的肌肉也會跟著外擴鬆弛，藉由伸展運動的動作，有意識地帶動夾緊臀部肌肉，可以喚醒平常不用的僵硬肌肉群，藉由肌肉的活化，慢慢把外擴的骨盆收緊，當骨盆收緊之後，骨盆腔內的臟器機能也能跟著被活化。

夾緊臀部的動作不僅可以讓外擴的臀部集中，訓練到一定的強度也可以讓下垂的贅肉慢慢往上提高，緊實鬆弛的臀部肌肉。

◆小提醒

不要因為用力反而讓屁股向後翹出太多，因為這樣反而會讓骨盆的位置錯誤。練習學會運用臀部的大塊肌肉群之後，臀部的脂肪就不會這麼容易堆積，平常久坐的族群一定要常常起來活動，做做伸展操，不僅可以矯正骨盆，也可以讓身體的循環獲得良好的改善。

大腿前側圖

伸展前側肌肉。

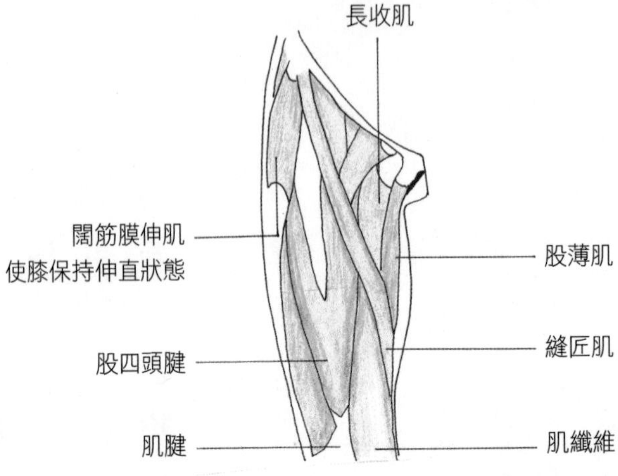

大腿後側圖

伸展後側肌肉。

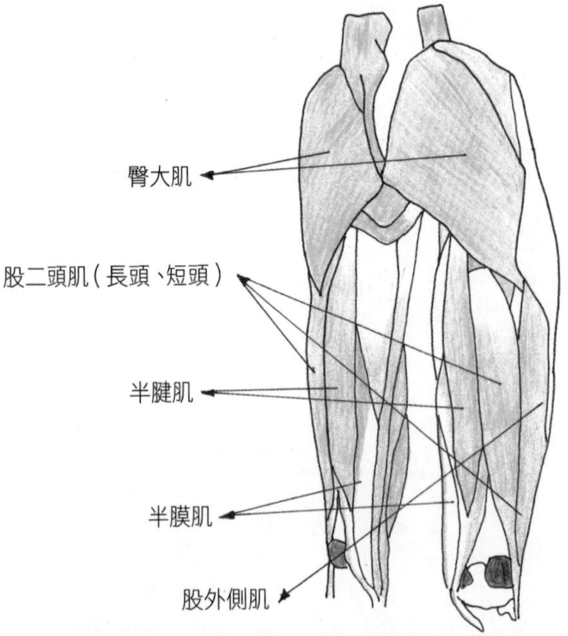

效果 7

緊實大腿肌肉

骨盆之後就是我們的大腿部分。

因為大腿的肌群也是大塊的肌肉為主，所以塑身的難度會比較高，一不小心運動過度，很多女生又會覺得肌肉太發達、大腿向前突出而不好看，索性就不做大腿的運動。

其實如果適度訓練大腿肌肉，對於整個塑身來說是非常有益處的，因為肌肉夠大塊，消耗的熱量相對也會比小型肌群來得較多，且伸展運動的動作並不會讓肌肉太過發達，而是在用力繃緊肌肉的同時，一起伸展肌肉，讓肌肉在強度被增強的情況下，形狀能夠保持勻稱，大家不用太過擔心。

如果用位置來區分的話，可以把大腿肌群分為前側、內側、後側三個地方。一般人較常使用也比較容易明顯突出的通常都是前側的肌群，也就是女生一般最介意看起來顯得腿粗的肌肉群。但是因為這部分肌群會直接聯繫膝蓋，如果因為害怕而不去鍛鍊這裡的肌群，容易因為前側肌群不夠健壯，反而導致錯誤地使用膝蓋與小腿的力氣去走路或跑步，之後膝蓋就會很容易痠痛不舒服，而小腿反而變得更加健壯，瘦不下來。

所以適度地活動大腿前側肌群還是必要的，只要在運動過後適當地伸展放鬆，就不會有肌肉太強壯的問題產生。

另外整個大腿最難瘦的地方，應該就是大腿內側的肌群了，特別是女生。女性因為賀爾蒙的原因，大腿和臀部都會比較容易堆積脂肪，尤其是非常難運動到的大腿內側根部。

當在做伸展運動，踮腳尖並且收緊臀部的同時，為了要收緊臀部的肌肉，我們可以感覺到大腿內側也必須要出力向內夾緊來維持整個姿勢，這時候就可以有效的刺激強化平時用不到的大腿內側肌群。

就像前面提到的一樣，可以想像有一條線把我們整個人向上提起，同時也向身體的中央收緊全身的肌肉群，這樣應該比較好理解整個用力的方向。

小腿肌肉示意圖

伸展小腿肌肉群。

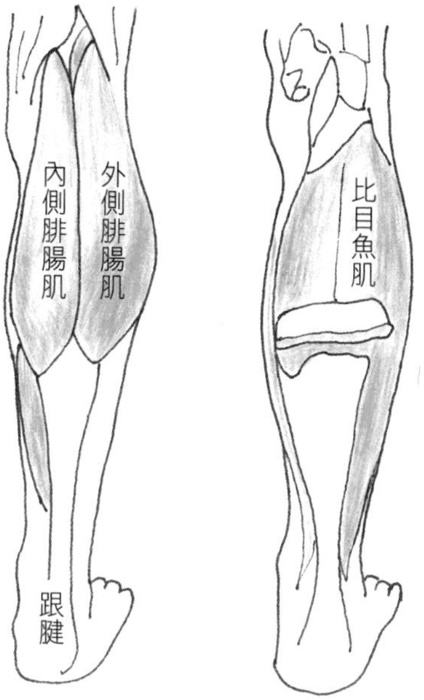

為了做好大腿向內夾緊的動作，其實腹部及背部的肌肉這時候也會出力，也就是說，我們必須要靠全身的核心肌群來完成這一連串的收小腹、夾緊臀部、收緊大腿內側的動作，這也是為什麼伸展運動可以達到塑身效果的原因。

大腿內側肌群變強壯之後，會把大腿骨架慢慢往內拉回來，這樣以後也不容易在鬆散的骨架中間堆積贅肉和脂肪，調整好這部分的肌肉骨骼，粗大腿就再也不會是一直糾纏的夢魘。

同時，訓練好大腿部分的肌力，等於可以用這些肌肉來保持良好的站姿和走路姿勢，這樣也不會再過度使用小腿來幫忙出力，小腿肌肉不被過度使用之後，就不會再容易產生蘿蔔腿，膝蓋的負荷也會減輕，年齡漸長時，膝蓋的問題也會少許多。

效果 6

改善蘿蔔腿

最後的伸展動作來到我們的小腿及腳踝。

大部分的人都不希望自己的小腿太粗壯，形成所謂的蘿蔔腿。

粗壯的小腿可以分為兩種。一種是因為真的缺乏運動，小腿充滿脂肪而形成的脂肪型小腿；另一種則是因為過度運動或是不正確使用小腿，造成小腿肌肉過度發達隆起的肌肉型小腿。

脂肪型小腿需要的就是好好活動小腿的肌群，消耗掉累積的脂肪，這時候正確踮腳尖的動作就可以運動到小腿後方的肌肉，也就是前面提到過的腓

腸肌和比目魚肌，當肌肉強化到一定的階段，就會表現出肌肉結實的形狀，而不是軟綿綿的脂肪。

至於肌肉型小腿不用太擔心因為踮腳尖會更嚴重，只要像在踮腳尖那一章所說的，不過度用力，踮腳尖是不會造成小腿肌肉整個隆起的，反而可以幫助雕塑肌肉的形狀。但是肌肉型小腿的人記得在任何運動以及一天的使用之後，都要幫小腿放鬆拉筋，讓原本結塊的肌肉獲得放鬆，蘿蔔腿就會漸漸改善。

小腿如果想要看起來纖細，小腿和腳踝的比例就非常重要。腳踝又稱為腳脖子，如果腳踝線條纖細流暢，小腿比例看起來就會被拉長，相反的如果腳踝因為水腫或是僵硬而臃腫不堪，整個小腿看起來也會腫腫泡泡的。

踮腳尖那一章當中有提到，踮腳尖的動作可以刺激到腳踝的阿基里斯腱，活動這個肌腱就可以刺激腳踝的部分，讓腳踝形狀變纖細。

總結

伸展運動說起來很簡單，但是真正認真地實行起來會發現，經過一點時間，這套動作也是會讓我們流汗，身體會發熱，心跳也會變快，所以才會把它稱之為「運動」。

會變胖的原因非常多也非常複雜，甚至有時候不一定是因為生活習慣不良而導致肥胖，可能是因為身體健康出了問題，例如代謝性的疾病、藥物的副作用或是情緒等因素，造成肥胖的結果。

這種時候身體其實已經不是在一個舒適的狀態下，刻意要減肥等於是變成另一項心理生理和上的負擔，不僅不一定有好的效果，更會形成下一個病因，造成健康的潛在危險因子。

伸展運動最主要的目的，是希望能幫每個人找到維持甚至促進健康的生活方式，不用太疲憊、太複雜。

如果原本已經有運動習慣的人，可以在原本的運動中再加上伸展操，因為不會太消耗體力和時間，也可以加強原本運動的效果。

原本沒有運動習慣的人，更是可以藉由這個運動，開啟身體活化的第一步，當一段時間發現伸展操已經可以做到得心應手，就可以再去接觸更多種不同種類的運動，人生會越來越健康快樂。

生活的習慣讓我們常常整個人的力量都是向外散開的，比如彎腰駝背、散漫地拖著腳步走路、擠出小腹的坐姿或是三七步的歪斜站法，都會把身體的肌肉拉往四面八方和各種不正確的位置，伸展運動會藉由向上、向內、收緊、拉提的動作，把這些肌肉群再拉回來，就像把整個人「收緊拉好」，肌肉拉回正確位置，也能夠有力氣把骨骼慢慢矯正回來，一來肌肉變強壯了，二來骨架回正，整個人的健康也拉回來了，健康之後，心情跟著舒暢，不再會因為心情不佳或壓力太大而暴飲暴食，自然就不容易再復胖。

肥胖是現代人的重要課題，也是每個人都應該要小心的一種慢性病，伸展運動在增進健康的前提之下，又有塑身這樣的益處，更因為動作簡單，老少皆宜，每個人都應該要試試，好好的善待自己的身體，讓生活品質越來越好。

第 7 章

加強伸展——
平躺伸展可以瘦腰身、瘦臀圍、調整骨盆復位

伸展操的好處已經不用再多提，但是對於某些人來說，也許因為工作或是生活的環境沒辦法有效地站著來做伸展操，或是晚上回到家裡想做伸展操放鬆身體，但是因為一整天工作下來的疲憊與勞累，身體又懶洋洋的，最後只好作罷。

針對這樣子的人，於是設計出下面兩個伸展操的變形，首先要來介紹的是平躺的伸展操。

動作簡介

躺著伸展。可以躺在床上，只要床不要太過柔軟而沒有支撐力即可，也可以躺在墊子或是瑜珈墊上，比較不一樣的地方是膝蓋還有腳踝可以用束帶來固定，在這兩個支點被固定的情況下，上半身和站著的情況相同，雙手向上延伸，盡量向頭頂方向拉伸。

所有動作的時間長短，可以依個人能堅持的時間來調整，同時也不限次數，以每個人做完能夠感覺到舒適放鬆為準。

平躺伸展操的特別注意事項

◆雖然是躺著，但是與站著及坐著的重點相同——不要聳肩。聳肩的動作會讓肩膀以及脖子的肌肉處於緊繃的狀態下，無法放鬆，導致反效果。

◆雙腿伸直，往頭的反方向延展，盡量延伸，可以壓腳背，和踮腳尖的效果類似。

◆腰部與腹部應該要感受到被微微拉緊，甚至熱熱的感覺。

◆保持平穩自然的呼吸，不可以憋氣。

EXERCISES ACTION 平躺伸展操動作示範

- 可配合輕柔、愉悦的音樂進行。
- 伸展操由步驟1～5，其中步驟2和步驟3吸氣，步驟4和步驟5吐氣。
- 收功由步驟5～1，其中步驟5和步驟4吸氣，步驟3和步驟2吐氣。
- 每天總共約伸展30～40分鐘即可，可慢慢增加至1小時。

步驟 1

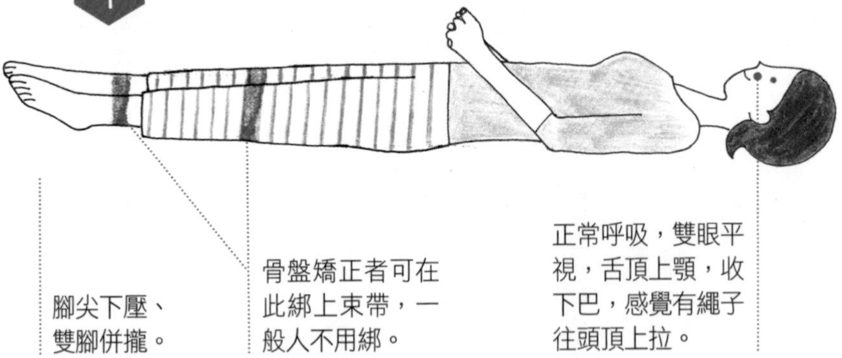
腳尖下壓、
雙腳併攏。
骨盤矯正者可在
此綁上束帶，一
般人不用綁。
正常呼吸，雙眼平
視，舌頂上顎，收
下巴，感覺有繩子
往頭頂上拉。

↓

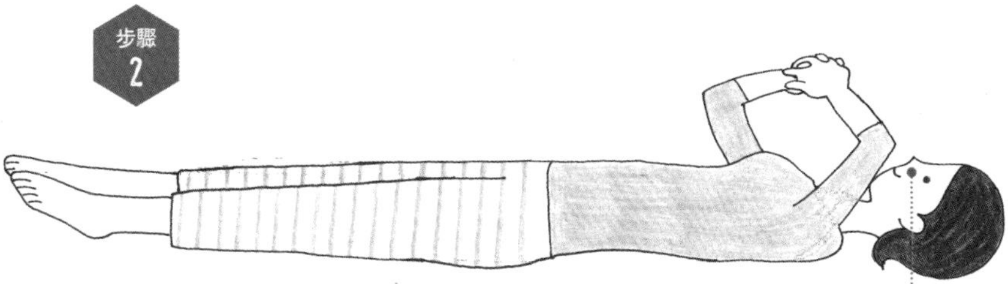

慢慢吸氣，將雙掌抬起。

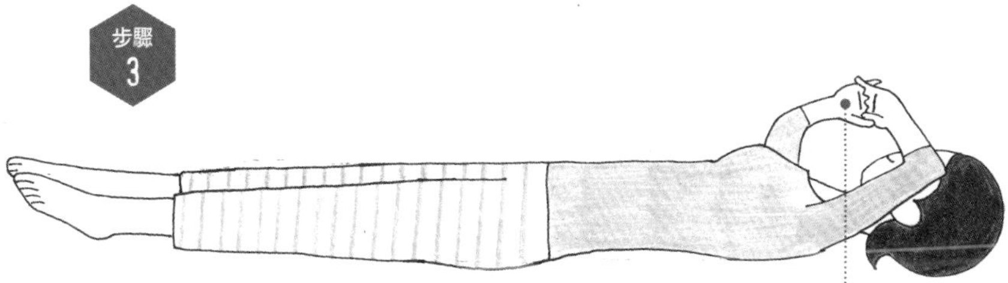

至胸口前慢慢翻轉手掌。

步驟 4

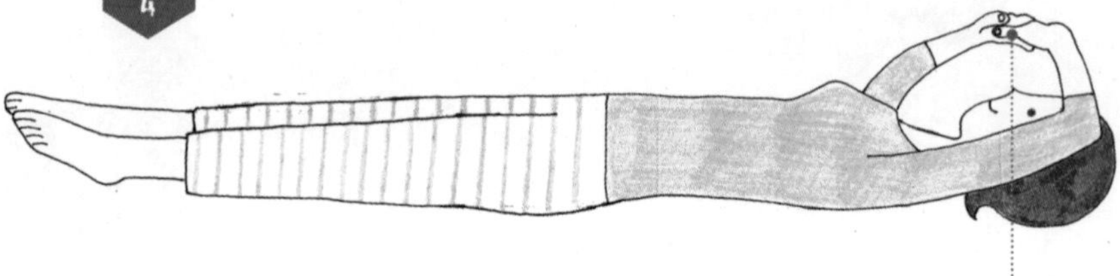

翻掌後，慢慢吐氣。

步驟 5

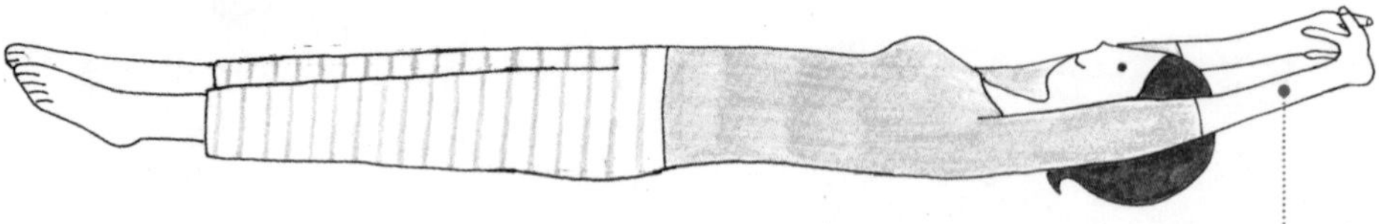

至手肘拉直向上，正常呼吸，
可配合呼吸提肛收縮。

躺著伸展加束帶，效果加倍

整體來說，躺著的伸展操其實很像平常在床上的伸懶腰動作。

平時如果伸完懶腰，全身放鬆之後，是不是可以感覺到身體很輕盈，像鬆開了一樣呢？躺著的伸展操也會達到這樣的效果。因為是躺著做，所以對於疲憊的民眾來說，可能會比站著做來得更容易堅持，持久有恒心的動作才能達到增進健康的效果。

當全身肌肉繃緊延伸的同時，除了會有之前說的瘦身和促進健康的功效之外，如果在睡覺前做這套動作，可以放鬆身體，促進血液的循環，讓睡眠品質更好。如果是平常手腳容易冰冷的人，不妨睡覺前試試多做幾次伸展操，能夠改善手腳冰冷的情形，自然更好入眠。如果是睡覺前的伸展操，力道可以不用太過強烈，而是要緩緩地伸展、放鬆，呼吸也盡量保持和緩的速度，才不會造成反效果。

另外，現在一般人的睡眠品質其實都不算極佳，起床時，很容易有身體疲倦、沉重，好像睡不飽、睡不醒的感覺，讓一天的開始變得很痛苦。早上起床之後，不要急著下床，先試試看做幾套伸展操，配合深呼吸，可以有效地振奮精神，起床時自然神采奕奕，而且先讓身體醒過來再做起床、下床的動作，更可以避免長輩在剛起床時就一股腦地急著下床所造成的身體不適。

最後，這個躺著做的伸展操最特別的地方是，如果情況允許，會加上一個輔助道具：束帶。

不是強制每次都一定要有束帶的幫忙才能做伸展操，只是要再次強調伸展操是隨時隨地、不限場地和道具的運動，所以沒有束帶一樣可以做這個動作。至於，加上束帶之後會有什麼更進一步的效果呢？

束帶在這個動作扮演的是協助固定、穩定和約束整個身體骨架的角色。

我們會把束帶分別束在膝蓋以及腳踝的地方，如圖（一百四十二頁）所示。就像在植樹時，如果樹木本身的架構比較脆弱，會用鐵絲把樹枝圈起來固定住一樣，把膝蓋和腳踝固定住之後，下半身的骨頭就可以被約束在比較正確的位置，比較不容易因為施力過度或是不均衡造成歪斜，反而讓肌肉強壯在不對的方向。

這樣一來就可以漸漸調整骨盆腔，骨架矯正了之後，還能瘦臀圍。

脊椎側彎的民眾，也能藉由這個動作，拉直背部肌肉，間接達到矯正脊椎側彎的效果。

第8章

加強伸展——
平躺屈膝靠牆伸展
可以消水腫、
消靜脈曲張、安眠

伸展操的第二個變化動作，一樣是躺著做的伸展操，不過這套伸展操和前面章節介紹的又不太一樣。

動作簡介

在平躺的狀態下，一樣要先注意的是床墊或平躺的地方有足夠支撐力可以支持我們的身體，另外要找一面牆壁，腳向著牆壁方向躺下，之後調整自己跟牆壁的距離，這個距離要能使膝蓋呈現九十度，並把腳掌平放在牆上。要注意的是，如果距離太遠或太近會壓迫膝蓋以及腿部肌肉，若是感覺到有擠壓感，可能就是距離取錯了。

平躺伸展操的特別注意事項

◆ 躺好之後，第二個要注意的地方是背部必須貼緊地面或床面，不要凹背或拱腰，也就是脊椎平平的放在地上的感覺。因為這樣才能確保我們的姿勢沒有因為施力而跑掉，也不會造成骨架的壓力而導致反效果。

◆ 一開始的擺位正確之後，慢慢地深呼吸或是做平緩的腹式呼吸，將雙手往頭頂的方向盡量延伸，跟前面的動作都一樣：不要抬下巴以及聳肩膀，自然的把雙手拉伸到頭上，可以輕輕放在床上或是地板上，但是還是要保持微微的用力，感覺肌肉有被拉緊、痠痠的感覺才是對的。

◆ 因為雙腳在這個時候的擺位會高過心臟的水平高度，所以做的時間長一點之後，可能有些人會感覺到腳有點微微的麻木感，這時候應該要把雙腳放下來稍作休息，而不要勉強地繼續放著直到雙腳完全麻木。

◆ 拉伸的同時，因為背部必須貼著，腹肌應該要微微的幫忙出力內縮，同時一定要保持呼吸的順暢，千萬不要憋氣。

◆ 這套動作視個人的情況，可以做五至十五分鐘不等，次數也一樣依個人狀態調整，只要記得不要做到讓身體某些部位感到麻木即可，適時的放下來休息是絕對正確的。

EXERCISES ACTION

平躺屈膝靠牆伸展操

動作示範

- ◆可配合輕柔、愉悅的音樂進行。
- ◆伸展操由步驟1～5，其中步驟2和步驟3吸氣，步驟4和步驟5吐氣。
- ◆收功由步驟5～1，其中步驟5和步驟4吸氣，步驟3和步驟2吐氣。
- ◆腳麻即可收功，每天可做30～40分鐘。

步驟 1

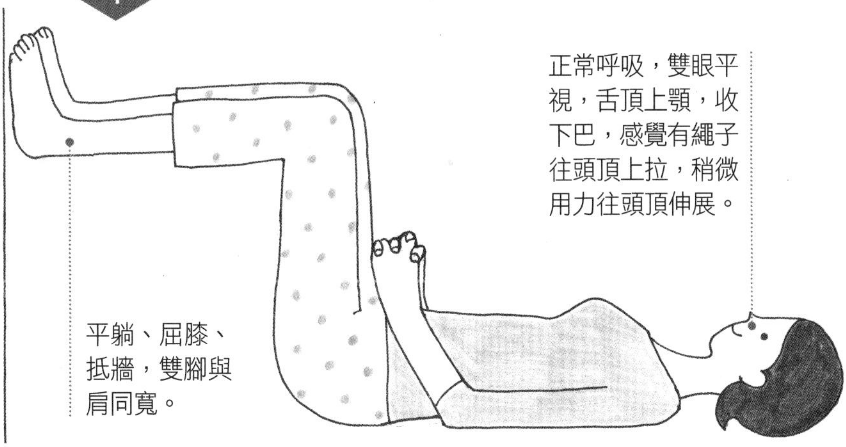
正常呼吸，雙眼平視，舌頂上顎，收下巴，感覺有繩子往頭頂上拉，稍微用力往頭頂伸展。
平躺、屈膝、抵牆，雙腳與肩同寬。

↓

步驟 2

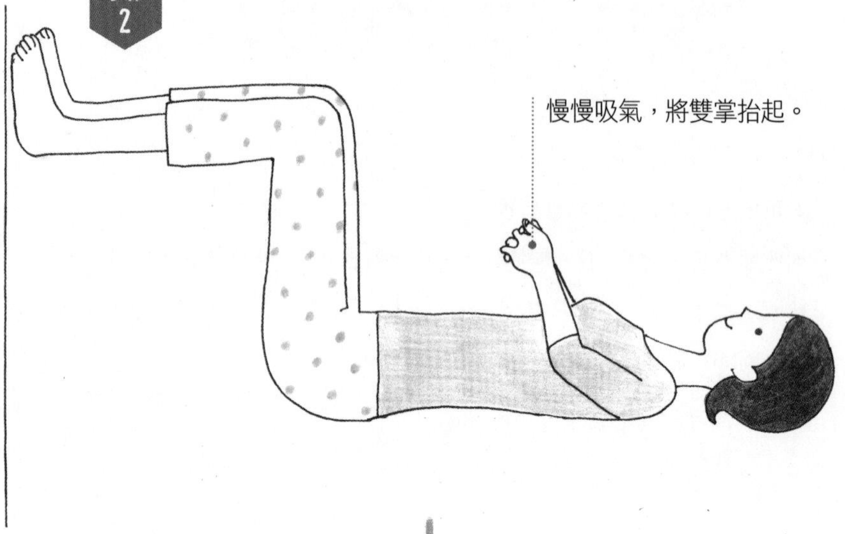

步驟 3

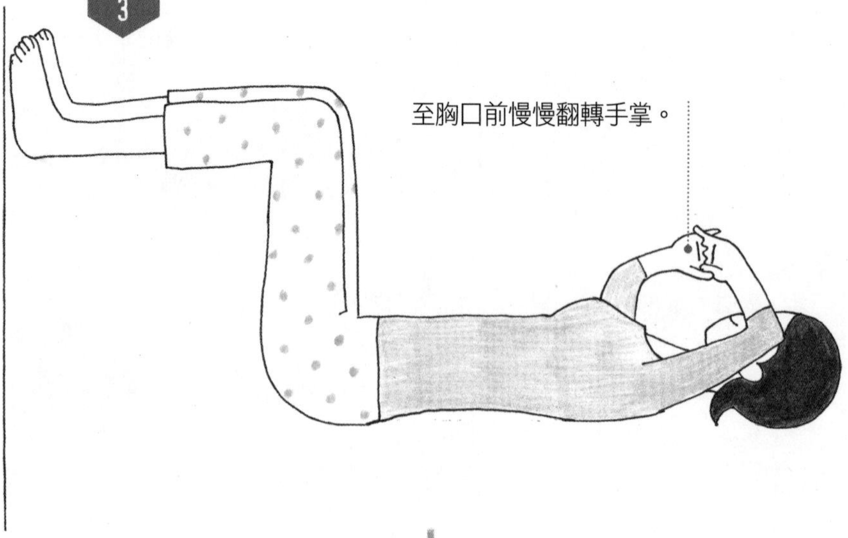

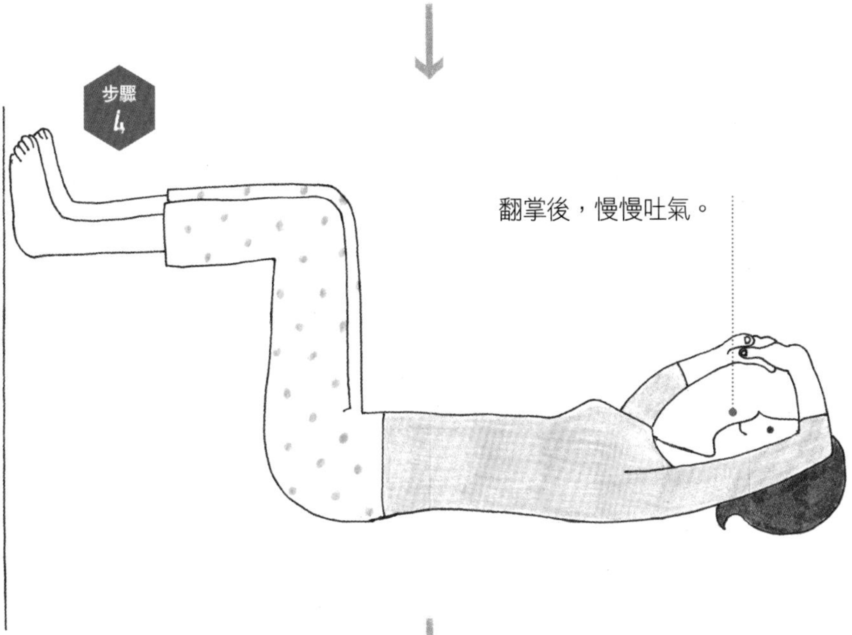
步驟
4
翻掌後，慢慢吐氣。

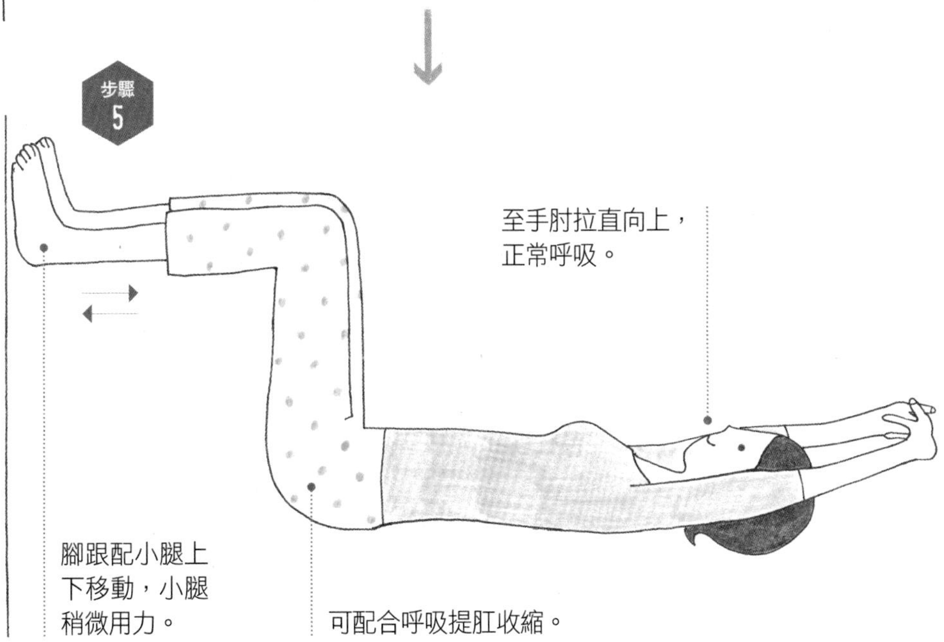
步驟
5
至手肘拉直向上，
正常呼吸。
腳跟配小腿上
下移動，小腿
稍微用力。
可配合呼吸提肛收縮。

平躺屈膝靠牆伸展，促進血液循環，身體自然好

這個動作對身體新增的好處有哪些呢？

首先，當我們把雙腳抬到比心臟高的地方時，堆積在腿部的血液以及水液，會因為重力的關係往心臟方向回流。很多的婦女或是從事需要久站職業的人，一整天勞碌下來常會發現，到了晚上腿就開始浮腫、鞋子變緊，或是下半身出現沉重臃腫的狀況，這時候代表一整天代謝的廢物還有血液，因為重力的關係漸漸堆積在下半身，而我們本身的循環因為不夠順暢，無法讓這些物質回流，然後代謝出體外，所以很多職業例如老師、空姐、坐辦公室的上班族等等，工作時間久了，腿部會開始出現青色、紫色細細的血管，也就是常聽到的「靜脈曲張」。

其實靜脈曲張可算是身體需要被照顧以及治療的症狀，而這個把腳放到比心臟高的牆壁上的動作，本身就可以幫忙血液、水液回流，所以可以慢慢地減緩靜脈曲張的情形。如果晚上回到家，身體沉重疲憊，不妨在洗過舒適的熱水澡之後，躺在床上做這套伸展操，久而久之會發現，到了睡覺前身體好像變溫暖了，循環代謝也會變好，順便還能提升睡眠的品質。睡得好，隔天精神自然也會變好，身體有精神了，代謝才能更順暢。值得提醒的事情是，靜脈曲張是一段長時間委屈身體才造成的現象，所以並不是一兩天靠牆抬腿就能夠讓它消失的，必須持之以恒，養成習慣，每天每天放鬆伸展，當「對自己的身體好」變成一種日常生活，漸漸的身體也會產生越來越好的回應。

另外一個抬腿伸展的功效是前面一直強調的，要維持身體的正確擺位，所以我們的腹肌、背肌，一直到大腿、小腿的肌肉，都必須在一定的緊張狀態之下來維持這個姿勢，這樣一來，也可以消耗到腿部的脂肪，鍛鍊腿部的肌肉，間接地會有瘦腿的效果。

希望大家都能夠找到適合自己做的伸展操形式，根據每天的生活習慣、工作、姿勢、需要改善的症狀等等，去選擇最舒適、最方便的伸展操，讓這樣的伸展操變成我們日常生活的一部分，健康快樂的生活以及美麗的外表是可以同時擁有的。

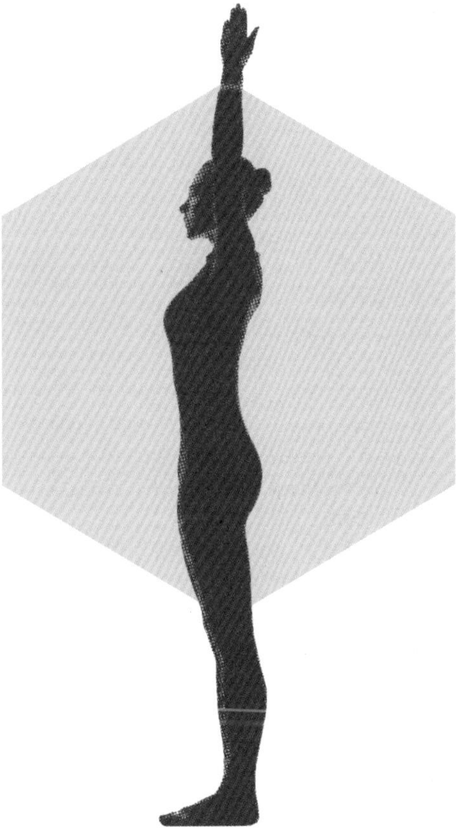

一招伸展神恢復

做對伸展才能消除疼痛，同時瘦身、消水腫、改善鬆弛

作者　吳宏乾
責任編輯　梁淑玲
攝影　吳金石
插畫　鄧惠敏
封面、內頁設計　葛雲

總編輯　林麗文
副總編　梁淑玲
主編　黃佳燕
行銷企劃　林彥伶、朱妍靜
印務　黃禮賢、李孟儒

社長　郭重興
發行人兼出版總監　曾大福
出版　幸福文化出版
地址　231新北市新店區民權路108-1號8樓
粉絲團　https://www.facebook.com/Happyhappybooks/
電話　（02）2218-1417
傳真　（02）2218-8057

發行　遠足文化事業股份有限公司
地址　231新北市新店區民權路108-2號9樓
電話　（02）2218-1417
傳真　（02）2218-1142
電郵　service@bookrep.com.tw
郵撥帳號　19504465
客服電話　0800-221-029
網址　www.bookrep.com.tw

法律顧問　華洋國際專利商標事務所　蘇文生律師
初版五刷　2021年3月

Printed in Taiwan

國家圖書館出版品預行編目（CIP）資料

一招伸展神恢復：
做對伸展才能消除疼痛，同時瘦身、消水腫、改善鬆弛 /
吳宏乾著；

-- 初版 . -- 新北市：幸福文化出版：
遠足文化發行，2016.08
面；　公分 . --（元氣站 Energy；10）
ISBN 978-986-93284-2-5（平裝）

1. 健身操　2. 運動健康

411.711　　105012550

讀者回函

廣　告　回　信
臺灣北區郵政管理局登記證
第 1 4 4 3 7 號

請直接投郵，郵資由本公司負擔

23141

新北市新店區民權路108-4號8樓

遠足文化事業股份有限公司　收

請沿虛線剪下，黏貼好後，直接投入郵筒寄回

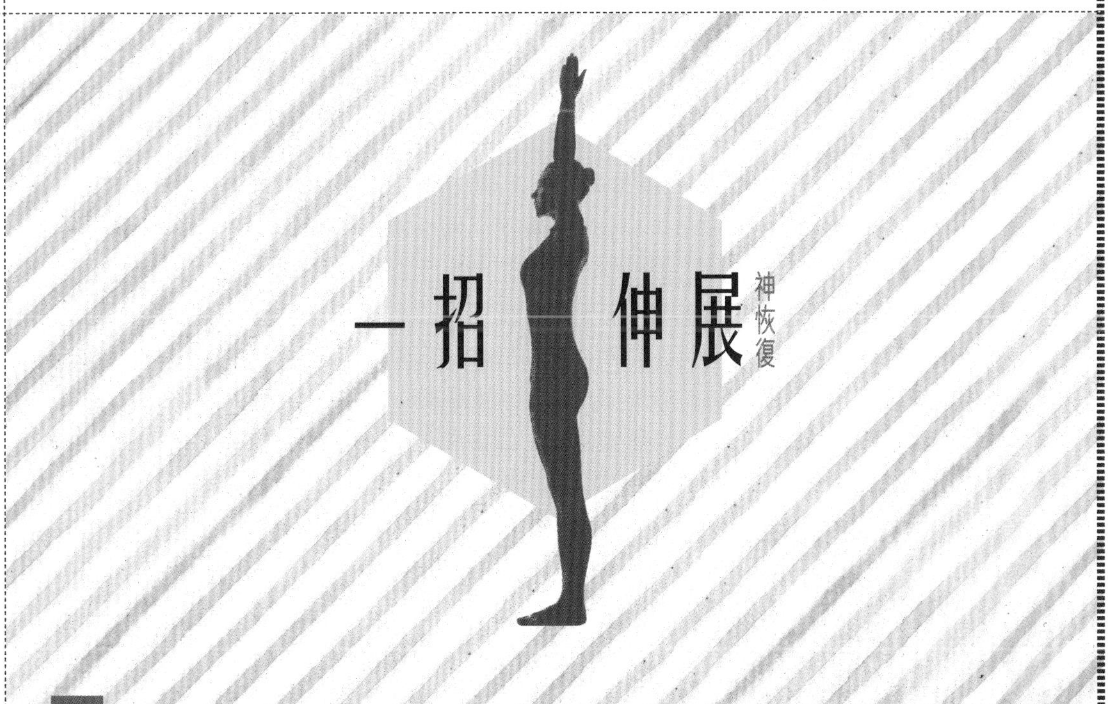

幸福文化　書名 一招伸展神恢復　書號 OHEN010

讀者回函卡

感謝您購買本公司出版的書籍，您的建議就是幸福文化前進的原動力。請撥冗填寫此卡，我們將不定期提供您最新的出版訊息與優惠活動。您的支持與鼓勵，將使我們更加努力製作出更好的作品。

讀者資料

● 姓名：＿＿＿＿＿＿ ● 性別：□男　□女 ● 出生年月日：民國＿＿年＿＿月＿＿日

● E-mail：＿＿＿＿＿＿＿＿＿＿＿＿＿＿＿＿

●地址：□□□□□＿＿＿＿＿＿＿＿＿＿＿＿＿＿＿＿

● 電話：＿＿＿＿＿＿ 手機：＿＿＿＿＿＿ 傳真：＿＿＿＿＿＿

● 職業： □學生□生產、製造□金融、商業□傳播、廣告□軍人、公務□教育、文化□旅遊、運輸□醫療、保健□仲介、服務□自由、家管□其他

購書資料

1. 您如何購買本書？□一般書店（　　　縣市　　　　　書店）
   □網路書店（　　　　　書店）□量販店　□郵購　□其他
2. 您從何處知道本書？□一般書店　□網路書店（　　　　　書店）　□量販店
   □報紙　□廣播　□電視　□朋友推薦　□其他
3. 您通常以何種方式購書（可複選）？□逛書店　□逛量販店　□網路　□郵購
   □信用卡傳真　□其他
4. 您購買本書的原因？□喜歡作者　□對內容感興趣　□工作需要　□其他
5. 您對本書的評價：（請填代號 1.非常滿意　2.滿意　3.尚可　4.待改進）
   □定價　□內容　□版面編排　□印刷　□整體評價
6. 您的閱讀習慣：□生活風格　□休閒旅遊　□健康醫療　□美容造型　□兩性
   □文史哲　□藝術　□百科　□圖鑑　□其他

7.您對本書或本公司的建議：

＿＿＿＿＿＿＿＿＿＿＿＿＿＿＿＿＿＿＿＿

＿＿＿＿＿＿＿＿＿＿＿＿＿＿＿＿＿＿＿＿

＿＿＿＿＿＿＿＿＿＿＿＿＿＿＿＿＿＿＿＿

＿＿＿＿＿＿＿＿＿＿＿＿＿＿＿＿＿＿＿＿

＿＿＿＿＿＿＿＿＿＿＿＿＿＿＿＿＿＿＿＿

＿＿＿＿＿＿＿＿＿＿＿＿＿＿＿＿＿＿＿＿